チェボンギュン院長の
顔面輪郭・両顎手術のお話

三恵社

15年間、目と鼻の整形手術をせず、
ただ骨の手術のみ執刀してきた形成外科医

チェボンギュン院長の
顔面輪郭・両顎手術のお話

TWO-JAW・
FACIAL
CONTOUR
SURGERY STORY

著者
チェボンギュン

三恵社

プロローグ

　ある気だるい日曜日の午後……携帯が鳴った。

　狎鴎亭にある大きな美容外科を運営している先輩からの電話だった。久しぶりに声を聞いたので、要件も分からないまま、ただ懐かしく嬉しい気持ちで狎鴎亭駅のスターバックスに向かった。

　形成外科専門医の彼が日曜の午後に急に筆者を呼び出した理由は、両顎手術と共に代表的な顎矯正手術であるセットバック手術の方法を聞くためだった。その先輩はセットバック手術を一度も見たことがないらしい。見たことがないので、やってみたこともあるはずがない。

　手術はすぐ翌日の予定だった。手術方法を、それも高難度の大きな手術をカフェで座って口頭で説明をしてくれというのにはとても混乱したが、彼の切なる頼みを断れず、一時間余りにわたってセットバック手術の方法を言葉で説明した。

　翌日、患者のことがあまりにも心配になって先輩に電話をしてみると、手術は予定通りその先輩が直接執刀して無事に終わったが、口がきちんと入っていないかもしれないとのことだった。突出した口を入れる手術なのに、口が入っていないなんて……

　その先輩が運営する病院のホームページを見てみた。 まさかの両

顎手術、セットバック手術専門病院だった。 もちろん、先輩は両顎手術とセットバック手術を含めた顔の骨の手術専門医として広告されていた。セットバック手術はさておき、両顎手術はどうするつもりだったのだろうか......この全ての状況が理解できなかったし、私にとっては非常識なことだった。

　美容形成外科とは、学問自体が外科学の中でも非常に特殊な学問だが、その中でも顔の骨の手術はさらに特殊な分野で、外国の場合、顔の骨の手術専門修練病院にて大変な修練課程を経てこそ執刀できる手術と認識されている。

　しかし残念なことに顔の骨の手術、特に両顎手術の専門修練機関が韓国にはない。 そこで筆者は台湾の長庚記念病院のCraniofacial Centerで1年間、正規International Fellowship課程を終えて帰国後、医療業界に携わっている。

　専門病院で修練を終えて韓国に戻ってきた時、各種メディアによって埋め尽くされた美容整形手術に関する虚偽広告や誇大広告に驚き、また誤った医学常識などを事実だと信じ込んでいる患者たちに会う度に再度驚かざるを得なかった。

他病院でセットバック手術を受けたある患者は再手術のために筆者を訪ねてきたのだが、上顎の前歯4本が壊死しているのにもかかわらず、肝心の患者は前歯の壊死について全く疑問に思ったり言及したりしなかった。

　そこで私が先に前歯4本が壊死してしまった状況について聞くと、患者は「セットバック手術を受けると当然壊死すると思っていた」と、まるで自分の歯ではないかのようにただ平然と話し、その姿に私は驚愕した。手術の執刀医からはそう聞いたとのことだ。

　こんなありえない、笑いも出ない状況の中で、どうすればまともな医学知識、いや、少なくとも私の専攻の顔の骨の手術だけでもきちんとした知識を広めることはできないだろうかという思いから始めたのが、まさに筆者のブログ「チェボンギュンの顔の骨のお話」(https://blog.naver.com/goodprofile) である。

　これまで私なりにきちんと検証された美容整形手術、その中でも顔の骨の手術に関連した知識を嘘偽りなく伝えようと絶えず努力をし、その結果か、多くの患者が筆者のブログを通して多くの発見と知識を得ることができたと、感謝の言葉と応援を長く時が経過した今でも送ってくれている。

　その気持ちに応えようと忙しい時間を割いて直接一つ一つインターネットに記事を書いていると、いつの間にかブログの投稿数が増え、周

囲の患者や知人たちから有益なコンテンツをより多くの人々が接し閲覧することができるように本を出版したらどうかという勧誘を受け続けてきたが、ついにこうして出版することになった。

　本を出版しても筆者のブログ「チェボンギュンの顔の骨のお話」は地道に続けるつもりだ。ただし、最近流行している略式の手術方法の問題点や副作用などをストレートに指摘したため、ライバル病院により行政機関へクレームが入り、現在筆者のブログの大半は所謂「相互フォロー」をしなければ読めないようになった。

　それにもかかわらず、原則を守った手術方法、きちんとした手術方法、検証された手術方法、教科書に載っている手術方法を伝えるために話をするつもりだ。筆者の主な診療領域である顔面輪郭手術と両顎再手術に関する話も余力がある限り続くだろう。

　この本を読んでたった一人の患者でも誤った手術や話にもならない副作用で苦労することがなくなったら、長い間ブログや、また本を書くために苦労した日々が十分に報われた時間へと変わるだろう。

2016.09.16
CBK美容外科 代表院長
チェ・ボンギュン（形成外科専門医）

推薦文 1

Facial bone contouring and orthognathic surgery is not only face-changing. It can be life-changing. In my opinion, facial bone surgery is the most powerful tool in the plastic surgery armamentarium that can enhance a person's face.

The foundational construct of the face, or its bony architecture, creates the platform on which your face rests.

Without addressing this bony foundation and creating a balanced and harmonious relationship between the upper, middle, and lower portions of your facial skeleton, no amount of external work such as blepharoplasty or rhinoplastycan give a wholly pleasing face.

Your face forms your identity, and how it appears not only affects your self perception and self confidence. It can also extend to a far reaching impact on your social interaction and relationships. Your face can create greater opportunities in work and in life.

Dr. Bong-Kyoon Choi is a master at his craft. Through the many years that I have known him, I have come to admire 'BK' for his timeless dedication to his art, his caring mannerism with his patients, and the mentorship that he has established with countless other surgeons who look to learn from his experience.

Dr. choi has chosen to focus his work solely on facial bone surgery. in doing so, it has enabled him the opportunity to refine his skills and to perform facial bone surgery to the highest level - safely, and with predictable outcomes.

Each patient who presents for facial bone surgery will be unique, and a customised plan is essential to achieve the best possible outcome. X-rays, calculations, and formulas are all important contributions toward planning facial bone surgery. The most important factor, however, resides in the surgeon's 'aesthetic eye' to be able to define what is beautiful. Like a true artist, Dr. BK

Choi possesses both the eye to see what is beautiful and the hands to create it.

I congratulate Dr. BK Choi on this timely book. It presents the commonly performed facial bone surgeries in an easy-to-understand manner. A thorough understanding of what the surgery entails, including pre-operative preparation, post-operative recovery, and potential risks and complications, is vital to a patient's assurance and confidence in preparing to undertake facial bone surgery.

I sincerely hope that you will enjoy the information presented in this book.

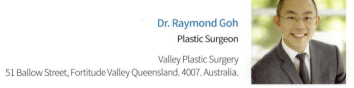

Dr. Raymond Goh
Plastic Surgeon

Valley Plastic Surgery
51 Ballow Street, Fortitude Valley Queensland. 4007. Australia.

推薦文 2

I have known BK Choi for many years now.

It all started in Taiwan, at Chang Gung Memorial Hospital, where we were craniofacial fellows in 2008. Those were days and nights of hard work in the operating theatre, but also an unforgettable time as BK is not just a brilliant surgeon but an amazing colleague to work with.

I worked closely with him and I had the privilege to see how much passion and dedication he puts in his work and how much care and sympathy he has for his patients.

He is able to give an extreme attention to details without losing perspective and vision of the bigger picture and the final result. In a complex situation he is able to evaluate pros and cons in the process to make a balanced judgment and the right decision.

He is excellent member of the team as well as a very good leader and a great teacher for the juniors. Not only he dedicates enormous amount of time to surgical activity, he still finds energy and time for research and scientific papers and texbooks.

BK is a great surgeon, who has been trained in one of the best craniofacial centre in the world and is always committed to refine and improve his expertise, constantly aiming for perfection.

Most important, he is a great friend across time and distance!

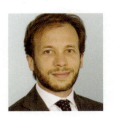

Francesco M.G. Riva
Head and Neck Consultant at The Royal Marsden Hospital - London UK

Degree in Medicine
Specialist in Cranio Maxillo Facial Surgery

推薦文 3

崔凤均院长是韩国CBK整形医院的院长,同时也是我多年的好友。早在十一年前,当时韩国整形对于中国医师和求美者来说都还比较神秘,我作为访问医生到韩国最负盛名的延世大学学习,我和崔凤均院长就结识在那里。当时他是总住院医师,负责所有的手术安排,协助教授带领住院医师完成绝大多数手术,并且还要负责病历资料总结和讨论。另外他还参与组织了当年的专科解剖培训,他当年就给我留下了务实、勤勉的印象。

回国后我们一直保持着联系,他先后到美国和台湾进行专科研修,并且在颅颌面外科崭露头角。作为整形外科医生都知道,颅颌面外科是整个整形修复领域成长周期最长、难度最大的专科。但是崔凤均院长乐在其中,他把大部分的时间都花在了深度的专业学习和提高当中。凭借深厚的专业功底、开阔的国际化视野和仁爱的精神,他成长为韩国著名的颅颌面外科医生。

他经常参与韩国整形节目的录制,并且在每年的"韩国小姐"总决赛选中,他也是特邀专业评委。在繁忙的临床工作中,他养成了一种很好的习惯,那就是把他的专业理解和临床案例分析都总结成文发表在他的博客里。这一习惯坚持了很多年,有很多颅颌面畸形的患者从中受益。为了更好的服务颅颌面畸形的患者,崔凤均院长这次以他的专业博客内容为基础,准备出版一部专著,这本专著仍然面向患者,高举科普的旗帜,践行服务的理念,用大家喜闻乐见的方式将颅颌面外科生界的专业知识娓娓道来,实乃颅颌面畸形患者和对这方面有兴趣的青年医生之幸事。受崔凤均院长之邀,我有幸为此书写序,能够把这样一本融合科学和趣味,专业和科普的专著推荐给大家,不得不说,这也是我的追求。希望这样一本书,能够给韩国的、中国的甚至是全世界的颅颌面畸形患者和有志于此道的年轻医生带来更平易的视角,带来更专业的关怀。是的,专业的关怀,相信你们一定能从中感受到崔凤均院长的情怀。

说到这里,我都等不及了呢,什么时候才能拿到那本有崔凤均院长签名的带着书香的专著呢?是为序。

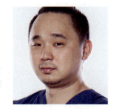

吴东辉 医学博士
于湖南長沙希美医疗美容医院

推薦文 3 [翻訳文]

　　チェボンギュン院長は韓国CBK美容外科の院長であり、私の長年の友人です。11年前、当時の韓国の形成外科というものは中国の医師と美を求める人達に対してとても神秘的な存在でした。私が訪問医として韓国で最も有名な延世(ヨンセ)大学で勉強していた時にチェボンギュン院長と知り合いました。　当時、彼は形成外科課長であり、全ての手術スケジュールを管理していて、教授と協力しながら医師達を導いて多数の手術を執刀しておりました。また病歴資料の整理と討論をも担当していました。印象的だったのは、彼がその年、解剖学専門トレーニングチームを作り本人も参加し活動していたのですが、その姿はとても実用的で勤勉なものでした。

　　帰国後も私達はずっと連絡を取り合いました。彼はアメリカと台湾に行って専門研修を受け、そして頭蓋顔面外科学分野において有名になりました。　形成外科医だったら誰でも知っていますが、頭蓋顔面外科は形成手術分野の中でも最も道のりが長く、最も困難な専門分野です。しかしチェボンギュン院長はその道を選んで成功されました。　彼は自分の時間のほとんどを専門分野の勉強と改善に費やしました。　専門知識の深さにより幅広い国際視野、そして慈悲深い心をお持ちです。

彼は韓国の有名な頭蓋顔面外科医に成長し、韓国の整形特集番組に出演、また韓国ミスコリアの審査員として招待されました。多忙な臨床作業の中で、彼は良い習慣を身に着けられたと思います。彼の専門的な知識と臨床資料を分析しまとめて彼のブログに掲載しております。この習慣は数年間持続されて、多くの頭蓋骨の奇形的な患者達が恩恵を受けました。より良いサービスを頭蓋顔面患者達に提供するためにチェボンギュン院長は、彼の専門的なブログの内容に基づいて本を出版しようと準備しています。この本は患者達のために綴られて、サービス理念に基づきそして実践されております。頭蓋顔面外科を専攻している学生達も専門知識を学べると期待して待っています。これは、頭蓋顔面患者とこの方面に興味がある若い医師達にとっては幸いな事です。このように科学と面白さを兼ね備えた専門的で科学的な本を私からも皆様におすすめしたいです。このような本が韓国の、中国の、そして世界の頭蓋顔面奇形的な患者とこの道を進もうとしている若い医師達により理解しやすく、より専門的な配慮を付与出来たらと思います。　この本を読めばチェボンギュン院長の熱情を強く感じ取ることができるかと思います。

　私も待ち遠しいです。いつチェボンギュン院長がサインした本を手に入れる事が出来るかな。

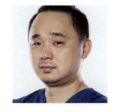

オドンフィ医学博士
于湖南長沙希美医疗美容医院

推薦文4

　　台湾、韓国を中心とした輪郭、骨格治療の興隆は、いまや全アジアにおいてそのニーズが高まっています。この骨格治療と一口に言っても、ただ骨を削る簡単な施術から、噛み合わせを含めた別人になるような骨格治療まで千差万別です。そのため、骨格治療をする場合には、あなたの問題点を様々な角度から分析し、最も適切な施術を提案することが第一条件となります。その上で手術方法や、通常起こりうるダウンタイム、そして起きて欲しくないけど起こる可能性のある合併症に関する知識を身につけておく必要があります。一方で、web上で散見する情報では、不確かな情報や、誤った情報も多く、調べれば調べるほど心配になるという現実もあるようです。そんな骨切治療を受けたいけど、必要な情報が欲しいという方の要望に応えるべく本書が執筆されました。

本書の著者であるBong-Kyoon Choi先生は、私と同じく世界最大規模のChang Gung Memorial Hospital（CGMH）にて顎顔面国際フェローを終了しています。年間600件にも及ぶ上下顎切手術が行われるCGMHでは、世界最先端の知識と技術、画像技術をもとに世界のトップランナーとしてこの骨格治療が行われています。その後、韓国に帰国後、様々な骨切手術を数多くの症例を経験し、CBKクリニックをご開業され、現在では上下顎手術の修正も含めて骨切治療の第一人者となっておられます。本書は、そんなBK Choi先生が、彼の経験をもとに、骨格治療を受ける患者さんのためになる本を、という趣旨で記されています。過剰で不確かな情報社会だからこそ、信頼できる情報を得ることの重要性が高まっていると思います。そう言った意味で、骨切治療を受ける方全ての人にとって、知っておいて損はしない内容となっています。是非ご一読ください。

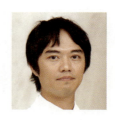

山口 憲昭 院長
レグレグノクリニック銀座

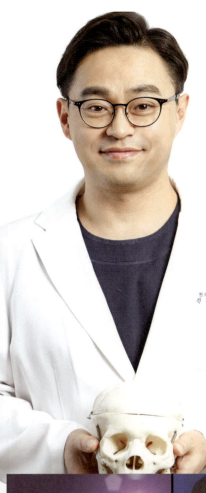

著者紹介
CURRICULUM VITAE

形成外科専門医
[両顎 顔面輪郭 再手術専門]

チェ ボンギュン 院長 Plastic Surgeon

- 延世大学校 医科大学
- 延世大学校 医科大学院 修士
- セブランス病院 形成外科専門医
- アメリカ ピッツバーグ大学(UPMC)形成外科 研修
- 延世大学校 医科大学 形成外科学校室 教授職
- 台湾長庚記念病院(CGMH)頭蓋顔面センター 教授職
- AO Foundation CMF Istruction course 履修
- (前)ウォンジン形成外科 両顎顔面輪郭センター 院長
- (前)CBKチェボンギュン美容外科 代表院長
- AO Foundation CMF 会員
- ミスコリア2012年度 本選審査委員
- 延世大学校 医科大学 形成外科 外来教授
- AAOMS(アメリカ顎顔面外科医者会)会員
- 大韓形成外科学会 終身会員
- 大韓美容形成外科学会 終身会員
- (現)CBK美容外科 代表院長

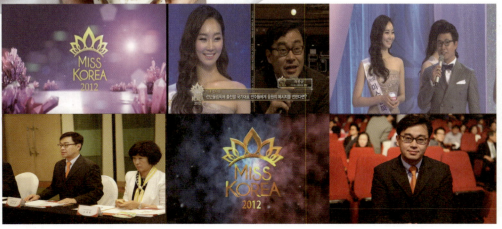

顔の骨の手術関連
国際学術誌(SCI論文)多数搭載

顔面輪郭手術
エラ削り 頬骨 オトガイ
手術結果の評価

両顎手術
出血量を最小化した
無輸血手術方法

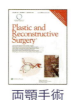
両顎手術
エラ削り手術後神経損傷に
ついて影響と予防法

両顎手術
顔面神経麻痺
記伝と予防法

頬骨縮小術
顔面静脈保存による
大量出血予防法

両顎手術
鼻口腔瘻孔
治療法

口唇口蓋裂
2次的口唇外鼻変形の
根本的な治療法

顔面輪郭手術
ボーンワックスによる
炎症予防法

セットバック手術
老け顔副作用予防のための
回転セットバック手術方法

両顎手術
下歯槽神経
損傷予防法

オトガイ手術
下顎後退といびきの
同時改善

豊胸手術
臍切開を利用した
豊胸手術法

Journal of Plastic, Reconstructive & Aesthetic Surgery (JPRAS)

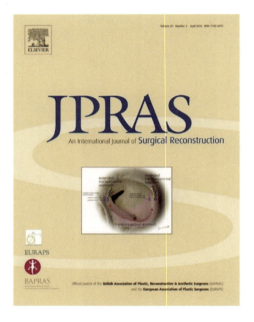

形成外科学で最も権威ある国際学術誌(SCI論文)に
第1著者(Bong-Kyoon Choi)として研究及び論文作成。

Patient satisfaction after zygoma and mandible reduction surgery: An outcome assessment

Bong-Kyoon Choi, Raymond C.W. Goh, Zachary Moaveni, Lun-Jou Lo*

頬骨縮小術及びエラ削り手術後の患者達の満足度評価

この論文はアジア人達の間で多く施行されている顔面輪郭手術であるエラ削り手術と頬骨縮小術の効果についての論文です。

エラ削り手術と頬骨縮小術を受けた患者達を対象にアンケート調査をしたところ、95.7%の患者達が手術後の左右対称な結果に満足し、97.9%の患者達が手術後の外見が良くなったと感じ、17.0%の患者達が副作用が発生したが短期的な副作用で全て解決され、長期的な後遺症を残さなかったと答えました。また同じような状況において再び輪郭手術を受けたいかという質問に対し、97.9%の患者達が再び手術を受けるだろうと答え、友人や知人達にも手術を勧めたいと答えました。

結論的にはエラ削り手術や頬骨縮小術のような顔面輪郭手術を受けた患者達のほとんどが最終的な手術結果に満足しており、このような患者達は顔面輪郭手術によって社会的に、精神的に、心理的により良い肯定的な影響を受けたという調査結果が出ました。

Journal of Oral and Maxillofacial Surgery (JOMS)

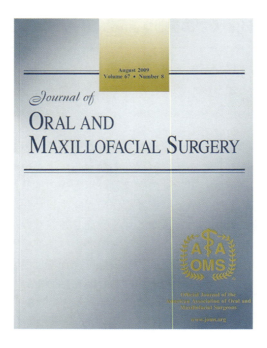

口腔顎顔面外科学の最も権威ある国際学術誌(SCI論文)に第1著者(Bong-Kyoon Choi)として研究及び論文作成。

Assessment of Blood Loss and Need for Transfusion During Bimaxillary Surgery With or Without Maxillary Setback

Bong-Kyoon Choi, MD,* Eun-Jung Yang, MD,† Kap Sung Oh, MD, PhD,‡ and Lun-Jou Lo, MD, PhD§

両顎手術時、上顎の後退可否による出血の程度及び輸血の必要性の評価

　この論文は両顎手術時の出血の程度を把握し、輸血が必要なのかを研究した論文です。併せて両顎手術中において上顎を後方移動させる手術と後方移動させない手術の出血の程度を比較し、輸血を必ずしなくてはいけないのか、輸血が必要なのかに関して述べた論文になります。

　両顎手術中に上顎を後方移動させるためには上顎の後ろ部分を骨切りしなければならないのですが、この過程で出血が多く生じる傾向があります。この論文ではこのような上顎の出血を最小化させながら後方移動させる新しい方法を提示し、またこの時、上顎を後方移動させない一般両顎手術に比べて出血量は多くはなるが、輸血が必要な程度ではないという研究結果を提示しました。

　即ち、著者が提示した新しい上顎の後方移動手術法を使用した場合には、出血が少ないため輸血をしなくても良いという内容です。換言すると、両顎手術時、上顎を後方移動させる時に著者が提示した手術方法を使用する場合には輸血をしなくても良い程度の最小限の出血のみ発生するということです。つまり私の場合は、今まで両顎手術時に輸血をしていませんでしたし、出血量が少ない手術法を使用したことで輸血をする必要がなかったという内容の論文になります。

Plastic and Reconstructive Surgery (PRS)

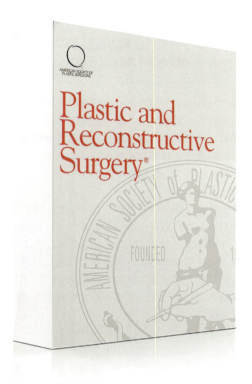

形成外科学において最も権威ある国際学術誌(SCI論文)に第1著者(Bong-Kyoon Choi)として研究及び論文作成。

The Influence of Reduction Mandibuloplasty History on the Incidence of Inferior Alveolar Nerve Injury during Sagittal Split Osteotomy

Bong-Kyoon Choi, M.D.
Lun-Jou Lo, M.D., Ph.D.
Kap-Sung Oh, M.D., Ph.D.
Eun-Jung Yang, M.D.

Seoul, Republic of Korea; and Taipei, Taiwan

Background: The authors studied whether the incidence of inferior alveolar nerve injury in patients undergoing sagittal split ramus osteotomy differs in patients with a history of previous mandibular contouring surgery.
Methods: A retrospective chart review was completed on all patients who underwent orthognathic surgery, including bilateral sagittal split osteotomy and Le Fort I osteotomy, between 2009 and 2010. Patients were divided into two groups according to whether or not they had a history of mandible contouring. Patients who sustained inferior alveolar nerve injuries during orthognathic surgery were identified through an existing record of nerve-repair cases. The incidence of inferior alveolar nerve injury between groups was analyzed using the Fisher's exact test. Significance was defined as a value of $p < 0.05$.

エラ削り手術が両顎手術時に下歯槽神経損傷に及ぼす影響

この論文は過去にエラ削り手術を受けた患者が両顎手術を受ける場合、下歯槽神経の損傷の危険がより高く、これを予防するための方法を提示した論文です。

両顎手術を受けた患者の中で、過去に既にエラ削り手術を受けた患者とエラ削り手術を受けていない患者の間で、神経損傷の頻度を比較し、その原因を調べ、神経損傷を減らすための方法を提示しました。

一般的に過去にエラ削り手術を受けておらず、初めて両顎手術を受けた患者の場合、下歯槽神経の損傷頻度は1.6%であった反面、過去にエラ削り手術を受けた患者は両顎手術時、下歯槽神経の損傷頻度は11.5%と統計学的に有意に高かったです。

この論文はこのように過去にエラ削り手術を受けた患者達が両顎手術時、下歯槽神経損傷の危険が高くなる解剖学的な原因を詳細に研究して言及し、併せて神経損傷を減らすための方法を提示したことで、過去にエラ削り手術を受けていたとしても神経損傷に対する心配をせずに両顎手術を受けられて大丈夫だという内容が込められています。って、この血管の損傷を減らせば、頬骨縮小術時に大量出血による危険性を事前に予防することができることを明らかにした論文です。

Journal of Oral and Maxillofacial Surgery (JOMS)

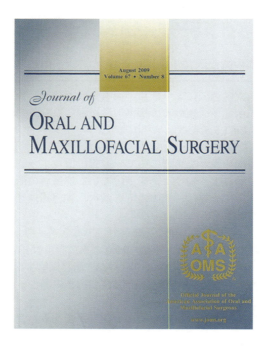

口腔顎顔面外科学の最も権威ある国際学術誌(SCI論文)に第1著者(Bong-Kyoon Choi)として研究及び論文作成。

Facial Nerve Palsy After Sagittal Split Ramus Osteotomy of the Mandible: Mechanism and Outcomes

Bong-Kyoon Choi, MD,* Raymond C.W. Goh, MBBS, FRACS(Plast),† Philip K.T. Chen, MD,‡ David C.C. Chuang, MD,§ Lun-Jou Lo, MD,‖ and Yu-Ray Chen, MD¶

両顎手術の過程の内、顎枝矢状分割法(SSRO)後に生じる顔面神経麻痺の記伝及び結果

この論文は両顎手術の過程の内、下顎手術方法である下顎枝矢状分割法(SSRO)後に顔面神経麻痺が生じるメカニズムを調べ、長期的に顔面麻痺の回復程度を調査した論文です。

1981年から2008年まで6,210件の下顎枝矢状分割術を受けた患者を対象に調査を行い、このうち6名の患者(0.1%)に顔面神経麻痺が観察されました。この患者達から顔面麻痺が起こった原因、過程を研究し言及をしており、彼らの回復程度が長期的にどのようになったのか、追跡調査を行い発表したもので、6名全員が特別な手術的治療やその他特別な施術を行わず、物理的治療や薬物治療のみで顔面麻痺が回復しました。

もちろん経験が不足していたり、原則から外れた手術方法を使用する場合は例外になりますが、ある程度の経験があり、きちんとした手術法を使用した場合には、下顎枝矢状分割術(SSRO)後に生じた顔面神経麻痺は単純な神経病症の一時的な症状として、6カ月以内に全て回復できるという内容です。両顎手術を受けた患者の内0.1%に発見された顔面神経麻痺は6カ月以内に全て回復し、特別な応急の手術的な治療は必要なく、物理的治療や薬物治療で充分だという論文になります。しかし、ある程度の経験がある形成外科医により原則的な手術が行われた場合に限られます。

The Journal of Craniofacial Surgery

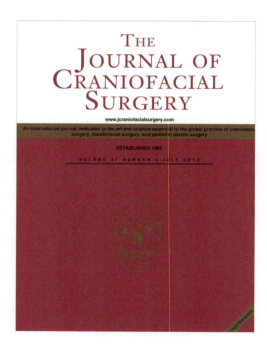

頭蓋顎顔面学の最も権威ある国際学術誌(SCI論文)に
第1著者(Bong-Kyoon Choi)として研究及び論文作成。

Preservation of the Deep Facial Vein in Reduction Malarplasty

Bong-Kyoon Choi, MD, Kyeong Tae Lee, MD,†
Kap Sung Oh, MD,* Eun-Jung Yang, MD†*

頬骨縮小術時、大量出血を防ぐための深顔面静脈の保存

この論文は頬骨縮小術時、深刻な副作用である大量出血の原因になる血管を探し出し、大量出血を予防するための方法を提示した論文です。

頬骨縮小術時に大量出血を引き起こす血管として今まで明らかになった血管はありませんでした。しかしこの論文では実際にdeep facial vein(深顔面静脈)という血管が頬骨のすぐ外側に位置しているため、頬骨縮小術時に損傷を受けることがあり、損傷を受けた場合には大量出血を引き起こすことを明らかにし、このようなdeep facial veinの損傷を予防するための方法を提示しました。

頬骨縮小術時に正確に骨膜を剥離し、この論文で提示したいくつかの方法を利用しdeep facial veinを保存することによって、この血管の損傷を減らせば、頬骨縮小術時に大量出血による危険性を事前に予防することができることを明らかにした論文です。

Decision Making in Plastic Surgery
2nd Edition

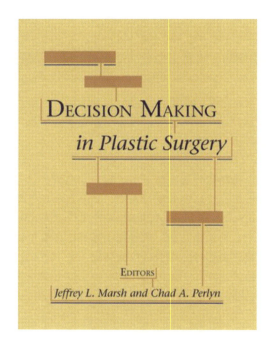

アメリカ医科大学生及び形成外科研修医達が参考にする
形成外科教科書に共同著者として参加。

CHAPTER 21 CLEFT LIP AND PALATE: FISTULAS

Bong-Kyoon Choi • Lun-Jou Lo

A When treating a patient with a palatal fistula, the first priority should be determining the presence or absence of symptoms. The most common symptoms that require surgical intervention are nasal regurgitation of food and problems related to speech caused by the escape of air through the nose. These conditions may contribute to velopharyngeal deficiency (VPD) and nasal hygiene problems.

B Conservative treatment is indicated for the patient with an asymptomatic fistula.

C If the patient has a symptomatic fistula, a perceptual VP assessment is performed.

D If there are signs of hypernasality or nasal emissions, a further VP examination using videofluoroscopy (VFS) is performed as soon as the child can cooperate for the exam. Nasopharyngoscopy (NPS), a simple illumination test that uses a nasopharyngoscope, also helps to evaluate soft palate mobility and the competency of the VP closure. VP function is determined by using a combina-

H At times, large fistulas (for example, 10 mm wide) cannot be treated with local tissue. For these patients, a distally based tongue flap can be used to treat a fistula in the anterior part of the hard palate; a superiorly based pharyngeal flap can be used for fistulas in the middle or posterior portions of the hard palate. To prevent upper airway obstruction, tongue and pharyngeal flaps should not be performed simultaneously. VP function should be reevaluated after surgery.

I If the patient has either a very large fistula or a recurrent fistula with severe scarring, local tissues will not be sufficient to close the defect. If the defect is in the anterior portion of the palate and there is also an alveolar defect, a temporalis muscle flap can be used. If the alveolar arch is intact, a facial artery myomucosal (FAMM) flap, which uses vascularized buccal mucosa, can be used. Rarely, microsurgical tissue transfers using a radial forearm, scapula, or dorsalis pedis flap have been performed to close the palatal fistula. The VP function should be reassessed postoperatively to determine if a secondary VP surgery will be required.

口唇口蓋裂手術後、口鼻腔瘻孔の手術法

この論文は口唇口蓋裂手術後の合併症の一つである口鼻腔瘻孔の種類に合わせた手術法をアルゴリズムで提示したアメリカ形成外科の教科書の一部分です。

アメリカにて形成外科を勉強している医科大学生及び研修医を対象としたこの形成外科教科書には、各分野の手術法がアルゴリズム形式でよく整理されており、理解しやすい本として、この度の2回目となる改訂版の中の一つのパートを私の師匠でいらっしゃるDr Lun-Jou Loの指導のもと執筆しました。

口唇口蓋裂手術後の合併症の一つである口鼻腔瘻孔は、その瘻孔の大きさのみならず、咽頭障害の程度などによって、簡単な局所皮弁から遊離皮弁及び人工皮膚まで各々のケースに合った手術法を使い分けて行わなければならないという内容です。

Journal of Oral and Maxillofacial Surgery (JOMS)

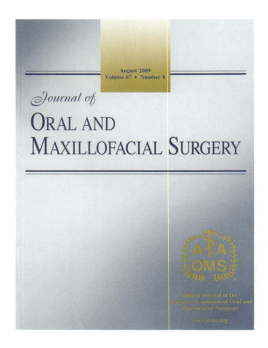

口腔顎顔面外科学の最も権威ある国際学術誌(SCI論文)に第2著者(Bong-Kyoon Choi)として研究及び論文作成。

Seven Fundamental Procedures for Definitive Correction of Unilateral Secondary Cleft Lip Nasal Deformity in Soft Tissue Aspects

Dong Won Lee, MD,* Bong-Kyoon Choi, MD,† and Be-Young Yun Park, MD, PhD‡

2次性口唇鼻変形を根本的に治療するための7つの手術法

この論文は2次性口唇鼻変形を根本的に解決する7つの方法に関した論文です。

延世大学校形成外科教授であり著者の師匠でもあるパクビョンユン教授が40余年間で20,000件を超える口唇鼻変形の手術方法を総網羅し、その結果7つの手術方法に分けられることを明らかにし、これを利用すると2次性口唇鼻変形を効果的に治療することができるという内容です。

この論文で提示した7つの手術方法を適用することによって、2次性口唇鼻変形を最も根本的に手術し、患者達の暮らしのクオリティを高めることができるという内容の論文です。

Wound Medicine

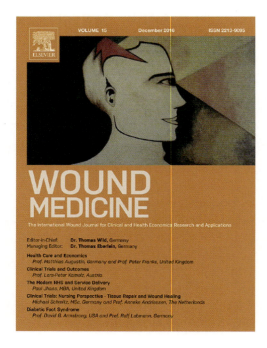

傷痕治療に関した国際学術誌(SCOPUS搭載ジャーナル)に第1著者(Bong-Kyoon Choi)として研究及び論文作成。

Delayed infection after using bone wax in maxillofacial surgery: A rare complication after reduction mandibuloplasty

Bong-Kyoon Choi[a], Eun-Jung Yang[b,*]

エラ削り手術や両顎手術等、顔の骨手術時に発生することがある炎症の原因及び予防

この論文はエラ削り手術や両顎手術等、顔の骨手術時に発生することがある合併症の一つ、炎症反応に関して、SCOPUS搭載ジャーナルであるWound Medicineに掲載された論文です。

出血と炎症はどんな手術でも発生可能な副作用として知られています。これらの副作用は手術室の無菌程度と手術者の経験及び能力によって発生頻度が変わってきます。特に顔の骨手術時、骨から発生する出血はすぐに止血することが難しいのですが、このような骨からの出血を塞ぐ物質がまさにボーンワックス(Bone Wax)という物質です。しかしこの物質は吸収されず、時折炎症を引き起こすことがあるという報告がありました。実際にこのボーンワックスを使用した場合に一般手術時に発生する炎症の頻度よりも高いのかを調べ、原因及び予防のための方法を提示した論文です。

結果を比較してみたところ、実際にBone Waxを使用した場合、炎症発生率が増加したが、適切な処置で全て完璧に解決されました。しかしこのような炎症を予防するために最大限の無菌処理と併せて抗生剤等を混合した灌流、洗浄をしなければいけないという内容です。

　これからは顔の骨手術時、骨から出血があったとしても心配はいらず、このような炎症も予防するために最善の努力を尽くすことで最小化されているので、安心して手術を受けられて大丈夫です。

The Journal of Craniofacial Surgery

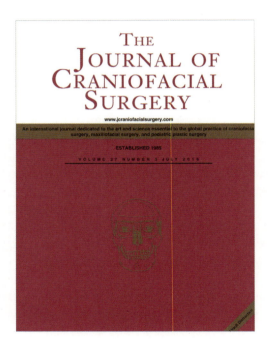

頭蓋顎顔面学の最も権威ある国際学術誌(SCI論文)に第1著者(Bong-Kyoon Choi)として研究及び論文作成。

Modified Rotational Anterior Segmental Osteotomy For Prevntion of Common Compilcation (Aged Appearance)

Bong-Kyoon Choi, MD, PhD,[*] *Won Lee, MD, PhD,*[†]
Lun-Jou Lo, MD, PhD,[‡] *and Eun-Jung Yang, MD, PhD*[§]

既存のセットバック手術の副作用(法令線、老顔)予防のために開発された回転セットバック手術

この論文は既存のセットバック手術の副作用を予防するために開発された回転セットバック手術に関する論文です。

セットバック手術は歯と歯槽骨が前へと出ていることにより発生した突出口を後ろへと入れてあげる手術として、歯と歯槽骨を後ろに移動させる手術です。しかしこのセットバック手術で最もよく起こる深刻な副作用の一つが過矯正により過度に口元が中に入ってしまう現象です。また過矯正でなかったとしても口元のみならず口周辺の歯槽骨が共に後ろへと入ることにより、法令線が深くなり歯が抜けてしまったような歳をとって見える顔、つまり老顔になってしまう現象です。

これを克服するためにチェボンギュン院長は一般的な後方移動ではなく回転術を利用した回転セットバック手術の考案に至りました。回転セットバック手術を施行することにより突出している口元は中へと入りますが、法令線をはじめとした小鼻周辺は中へ入らず、時には前へと出すことによって、今までのセットバック手術の最も怖い副作用として知られていた老顔を予防し、プロフィールも立体的なプロフィールへと変えることができます。

British Journal of
Oral and Maxillofacial Surgery

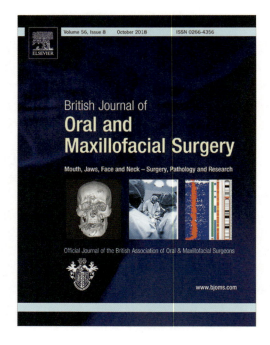

頭蓋顎顔面学の最も権威ある国際学術誌(SCI論文)に第1著者(Bong-Kyoon Choi)として研究及び論文作成。

Is injury to the inferior alveolar nerve still common during orthognathic surgery? Manual twist technique for sagittal split ramus osteotomy

Bong-Kyoon Choi, Won Lee & Lun-Jou Lo, Eun-Jung Yang

SSRO或いはBSSOを施行する際に発生する神経損傷を予防する新しい手術方法

この論文は両顎手術中において、下顎手術であるSSRO或いはBSSOを施行する際に発生する神経損傷を予防するために開発された新しい手術法に関した論文です。

両顎手術を考えている患者さん達が最も心配していることがまさに両顎手術後の下顎の感覚低下です。この感覚低下は下歯槽神経という神経が損傷されることによって発生しますが、チェボンギュン院長は今までの手術法とは異なる方法を考案し、下歯槽神経損傷を0.1%まで画期的に減らした新しい手術法を開発しました。それがまさにManual Twist Techniqueです。

このように開発された新しい手術方法が国際学術誌[SCIジャーナル]であるBritish Journal of Oral and Maxillofacial Surgeryにより認定を受け、掲載されました。

この新しい手術法の開発により、両顎手術時、下歯槽神経損傷による下顎の感覚低下という副作用に対して心配する必要がなくなり、両顎手術を安心して受けることができるようになりました。

Aesthetic Plastic Surgery

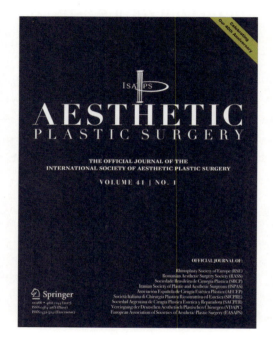

形成外科学において最も権威ある国際学術誌(SCI論文)に
第1著者(Bong-Kyoon Choi)として研究及び論文作成。

Effects of Hat-Shaped Mortised Genioplasty with Genioglossus Muscle Advancement on Retrogenia and Snoring: Assessment of Esthetic, Functional, and Psychosocial Results

Bong Kyoon Choi1 • *In Sik Yun2* • *Young Seok Kim2* • *Tai Suk Roh2* • *Sang Eun Park3* • *Jae Young Bae2* • *Bok Ki Jung2*

オトガイ舌筋をオトガイ前進術と同時に前進させることで下顎後退矯正といびき症状までも改善可能な手術法

この論文は下顎後退症状がある患者の場合、いびき症状を伴うケースが多いが、オトガイ舌筋をオトガイ前進術と同時に前進させることで、下顎後退矯正と同時にいびき症状までも改善が可能だという内容の論文です。

気道の広さを左右する筋肉であるオトガイ舌筋は顎先裏面に付着していますが、特殊な位置に付着しているため一般的な美容目的のオトガイ前進術ではオトガイ舌筋を前進することができませんでした。

そこで帽子型の特殊なオトガイ骨切りを行い、顎先とオトガイ舌筋を同時に前進させる特殊オトガイ前進術を施行し、下顎後退症状といびき症状を同時に改善しました。そして実際に手術を受けた患者達を対象にアンケート調査を行い、その効果を立証しました。

本研究はチェボンギュン院長が直接手術を執刀し、研究を行い、論文を作成、第１著者として美容形成外科において最高権威のジャーナルであるAesthetic Plastic Surgery[APS]に掲載されました。

Annals of Plastic Surgery

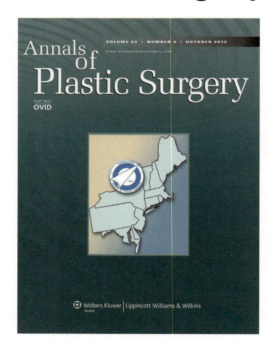

形成外科学において権威ある国際学術誌(SCI論文)に第2著者(Bong-Kyoon Choi)として研究及び論文作成。

Augmentation Mammoplasty With Silicone Implant Using Transumbilical Approach at a Subpectoral Level

Won Lee, MD,* Bong-Kyoon Choi, MD,† Sa-Ik Bang, MD, PhD,‡ and Eun-Jung Yang, MD‡

臍を通したコジェル胸形成

世界初、コジェル保形物を臍切開を通して施行する胸拡大術に関する論文です。

今まで臍切開を利用した胸拡大術は食塩水保形物に局限され施行されてきました。しかし第1著者であるイウォン院長が最近の胸拡大手術に広く使用されているコジェル保形物を臍切開を利用して手術する方法を開発し、これを国際学術誌(SCIジャーナル)に世界初として発表しました。チェボンギュン院長は第2著者として過去の胸拡大手術及び胸縮小手術等、胸手術分野においての経験をもとに研究と論文作成に参加しました。

最近では食塩水に比べて触感が格別に柔らかいため、ほとんど全ての胸拡大手術にコジェル保形物を使用しています。これからはコジェル保形物を利用した胸拡大手術も脇の傷痕や胸下ラインの傷痕の心配をせず、臍切開を利用して行うことができるという論文です。

Contents

- プロローグ　　　　　　　　　　　　　　　　　　　　　　　4
- 推薦文　　　　　　　　　　　　　　　　　　　　　　　　　8

1部　美容整形後、人生が苦痛になってしまった者たち

- 1章　エラ削り手術後、私の人生はめちゃくちゃになりました　　48
- 2章　頬骨縮小手術後、まさかこんなことが　　　　　　　　　　54
- 3章　苦しい思いをしながら受けた両顎手術なのに夜眠れなくなりました　61

2部　両顎手術

Chapter 01.　両顎手術前、数百回悩め

- 1章　両顎手術と顔面輪郭手術、どちらをしましょうか？　　　　67
- 2章　両顎手術は美容外科で？歯科で？　　　　　　　　　　　　71
- 3章　顎間固定は怖いです　　　　　　　　　　　　　　　　　　76
- 4章　蓄膿症と鼻炎持ちですが、両顎手術はできますか？　　　　83
- 5章　両顎手術前に歯科矯正を必ずしなければなりませんか？　　86

Chapter 02.　これが両顎手術だ

- 1章　「本当の」両顎手術とは何ですか？　　　　　　　　　　　91
- 2章　しゃくれ顎　　　　　　　　　　　　　　　　　　　　　　97
- 3章　顔面非対称　　　　　　　　　　　　　　　　　　　　　101
- 4章　長い顔　　　　　　　　　　　　　　　　　　　　　　　108
- 5章　セットバック手術　　　　　　　　　　　　　　　　　　114

Chapter 03.　両顎手術後の副作用、噂か？真実か？

- 1章　両顎手術は命がけで受ける手術？　　　　　　　　　　　122
- 2章　両顎手術後、下唇と下顎の感覚がありません　　　　　　127
- 3章　両顎手術、顔面麻痺になりました　　　　　　　　　　　131
- 4章　手術後、鼻が広がりました　　　　　　　　　　　　　　135
- 5章　しゃくれ顎が再発しました　　　　　　　　　　　　　　139
- 6章　セットバック手術後、老け顔になりました　　　　　　　142

事例

- 1章　両顎手術と輪郭手術を同時に、顔の骨の複合手術　　　　150
- 2章　両顎手術、顔のバランスを担っている　　　　　　　　　156
- 3章　小下顎症を伴う睡眠時無呼吸症候群、両顎手術で治療　　161
- 4章　セットバック手術後、表情が生きる　　　　　　　　　　166

3部 顔面輪郭手術

Chapter 01. 韓国人の顔の形コンプレックス

╲ 1章	アジア人はなぜ顔の形に執着するのか?	173
╲ 2章	冷めないVラインブーム	177
╲ 3章	強い印象の象徴、頬骨	181

Chapter 02. 多様な顔面輪郭手術、私に合う手術は?

╲ 1章	回し切り手術とVライン手術の違いは何?	186
╲ 2章	耳後部エラ削り手術と口腔内切開エラ削り手術	191
╲ 3章	オトガイ形成術骨切り法、T字型骨切り? Y字型骨切り? 逆V字型骨切り?	195
╲ 4章	頬骨の種類による手術方法	201
╲ 5章	切開創と固定方法による頬骨縮小術	205

事 例

╲ 1章	どの角度でも完璧に	214
╲ 2章	オトガイ前進術で下顎後退と睡眠障害改善まで	219
╲ 3章	咬筋切除術を含むエラ削り手術	226

Chapter 03. 顔面輪郭手術の副作用と再手術

╲ 1章	エラ削り手術後、段差ができました	238
╲ 2章	腫れが引いても顔がスリムではないです	242
╲ 3章	皮質骨骨切り術後、感覚がありません	247
╲ 4章	頬骨手術後、頬のたるみはどうしたらいいですか?	250
╲ 5章	クイック顔面輪郭手術の副作用	257
╲ 6章	オトガイ形成術後、梅干しシワができました	263

4部　失敗のない顔の骨の手術

╲ 1章	病院に幽霊が住んでいる	269
╲ 2章	死亡事故を防ぐ顔の骨の病院の条件	278
╲ 3章	原則で手術せよ	283

1部
美容整形後 人生が苦痛になって しまった者たち

1章

エラ削り手術後
私の人生は
めちゃくちゃになりました

　最初の章を胸が痛む話で始める理由は、この本を書くことになった理由と同じです。手術を執刀する医師も美容整形手術を考えている患者も、美容整形手術に対する正しい基準なしに手術を計画し、手術の際に必ず守らなければならない原則をきちんと守らなければ、一人の人生を根こそぎ揺るがす程の深刻な結果をもたらしかねないということをお伝えするためです。

　全ての手術はある程度の副作用が発生する可能性があります。しかし、今からするお話は患者が耐えられる副作用の程度を超えて、あってはならないことであり、再び起こってもならないことです。

　10年前に地方でエラ削り手術と頬骨縮小術を受けた患者A

さんは、その後持続的に首が痛み内科と耳鼻咽喉科を転々としましたが、痛みの原因を見つけることができませんでした。そして偶然、歯科でレントゲン撮影をした時、変な物体を顎の方で発見し、問題を解決するために私の元を訪ねて来ました。

患者Aさんのレントゲン写真を見ると、親指の爪の大きさぐらいの丸い物体が見えます。これは何でしょうか?

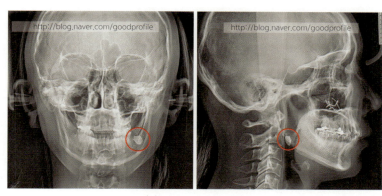

患者Aさんのレントゲン写真

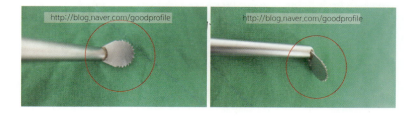

エラ削り手術の際に使用する大きさ15mmののこぎりの刃

で、手術当時のこぎりの刃が折れ、10年間Aさんの首周辺に残されていたのです。Aさんはのこぎりの刃が顔に刺さったまま、10年間理由も分からず首の痛みを患ってきたのです。

　エラ削り手術の際に硬い顎を骨切りする過程で、時折のこぎりの刃が折れることがあります。

　しかし、折れたのこぎりの刃は必ず除去しなければなりません。幸い、手術でのこぎりの刃を除去しましたが、Aさんが10年間苦痛を受けた歳月は後戻りできない、やるせない時間です。しかし、Aさんよりもさらに残念な出来事もありました。一生顔の感覚を感じられずに生きなければならない患者Bさんのお話です。某病院でエラ削り手術を受けたBさんは、唇はもちろん、下顎の感覚が全くありません。食事中に顎にご飯粒がついたり、ヨダレが垂れても感じることができません。

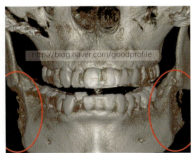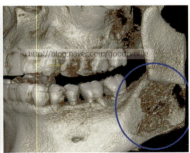

患者BさんのCT画像

　BさんのCT画像です。エラ削り手術の際に正面効果を高め

るため、顎骨の外側部分を薄く剥すように「皮質骨骨切り術」をします。私たちの骨は解剖学的に見ると、全ての骨の端を取り巻いている皮質という部分と、このような皮質に囲まれた髄質という部分で構成されています。ところが、皮質は硬い部分で厚さが約3-4mmしかありません。

つまり、骨切りできる部分が3-4mmしかないということです。なぜなら下顎の骨の場合、皮質の内側に存在する髄質という部分には「下歯槽神経」が通っています。

しかし、このような解剖学的な原則を守らず、より良い効果を得るために骨をたくさん切り取ったせいで骨がグッとへこんでおり、下顎の歯と歯ぐき、下唇周辺の感覚を支配する下歯槽神経が両方共切断されている状態です。Bさんの水平断面CT画像(下)を見ても、皮質骨骨切り線（赤色点線）によって神経（青色円）が切り取られています。

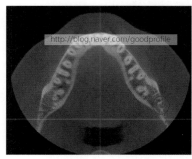
Bさんの顔の水平断面CT

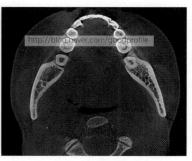
一般人の顔の水平断面CT

エラ削り手術を行う時は、必ず手術前に検査を通じて神経線の位置を把握し、これを避けて手術計画を立てなければなりません。神経線が低い場所に位置しているなら、神経線を切り取るのではなく、骨切り量を減らさなければなりません。

　長い曲線状の骨切りをせず皮質骨骨切りのみをする場合は、顔面輪郭専門医ではない場合、主に行う方式で手技自体は簡単ですが、効果が少ないだけでなく患者には取り返しのつかない致命的な副作用が生じる可能性があります。

　長い曲線状の骨切り術をせずに皮質骨骨切り術のみをする場合はドラマチックな効果が表われないため、欲を出してこのように過度に切除をすることになり、これによって神経が一緒に切断されて切り取られてしまったのです。

　神経が少しでも残っていれば大丈夫じゃないかと思うかもしれませんが、神経は切れたら残っている部分とは関係なく、感覚が無くなります。私たちの体の神経は、切断されると切断された部分に繋がっていた部位、つまり遠くに残っている神経も全て退化してしまいます。すなわち、神経としての機能が全て無くなるということです。Bさんは一生顔の一部分の感覚を感じることができません。

　「石臼の持ち手がない（韓国語であきれたという意味）」という韓国のことわざがあります。石臼の持ち手は石臼を回す木

の棒の取っ手」を指す言葉で、石臼の持ち手なしで石臼を回すように、途方もなく納得しがたいことを見た時に主に使われます。

　AさんとBさんの事例はまさに「石臼の持ち手がないこと」です。医師としての良心に反することであり、2つの事例は共に原則通りに手術していたら絶対に起きることのないことなのです。

2章
頬骨縮小手術後
まさかこんなことが

　TVはあまり見ませんが、『まさかこんなことが』という番組を見たことがあります。なにせ長寿番組でもあり、珍しいことや納得し難いことを見るたびに不思議な気分になります。
　しかし他病院での美容整形手術後、不満や副作用で当院を訪れる患者たちのカウンセリングをしていると、その番組に出てくる話よりもさらに信じ難いことが多いです。
　患者Cさんは4年前に江南の某美容外科で頬骨縮小手術を受けましたが、副作用として頬のたるみと右側頬骨に痛みを感じ再手術のために来院しました。頬のたるみが生じてはいけませんが、手術の際に固定をきちんと行わない場合、よく発生したりもします。しかし、1年に2、3回右の頬骨だけ痛みを感じるというのは理解し難いことでした。
　とりあえずレントゲンを撮ってみました。思っていたとおり、

患者は頬骨縮小手術を受けた時に固定をせず、骨が外れて下へと垂れていました。典型的な頬骨手術の副作用である骨の癒合不全とそれによる頬のたるみが起こっていました。しかし、それが全てではありませんでした。

　レントゲン写真の中に金属性物質が見えます。

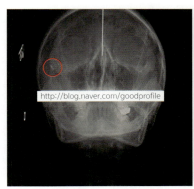
C患者のウォーターズビュー写真

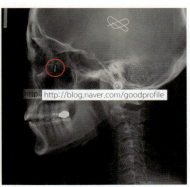
C患者のセファロメトリー

　これは何でしょうか？　まさに、頬骨縮小手術の時に使用するのこぎりの刃の先端部分が折れ、骨に刺さっているのです。

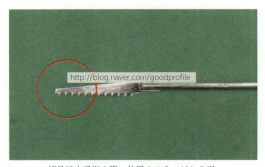
頬骨縮小手術の際に使用するのこぎりの刃

なんと4年もの間、頬骨がのこぎりの刃を大事に（？）抱えていたのです。

　副作用が生じるしかありません。頬骨縮小手術の際に使用するのこぎりの刃の素材はステンレスです。これは手術の際に頬骨を固定するスクリューの成分であるチタンとは特性が異なるため、私たちの体の中に長期間あるといつかはトラブルを起こす可能性があります。患者が1年に2、3回頬骨の方に鋭い痛みを感じた理由も、折れたのこぎりの刃によって周辺部に炎症が生じていたからなのです。

　手術中に道具が折れることは、ベテラン医師でもしばしば起きることです。特に硬い骨を扱う手術では、頻繁に発生します。全世界の顔の骨の手術分野で優れた実力を持つ私の師匠も、手術中に道具が折れた経験を話してくれたことがあります。

　台湾の長庚記念病院のDr.Lo Lun-Jou教授がとても若い頃、両顎手術で下顎を固定していたところ、スクリューを打ち込むために穴を開けるドリルの先端部分が折れ、下顎骨の中に刺さってしまいました。当時は除去するのも大変で、大丈夫だろうと思ってそのままにし手術を終えたのですが、結局その部位に炎症が生じたのです。

　アフリカにいた患者は現地の病院で手術部位に道具の一

部が残っているという事実を知り、その事実を診断した医師は患者に手術した医師を告訴しろと言ったそうです。幸い、Dr.Loは当時も患者たちの信望が厚かったため、患者は再び来院して除去手術を受けてうまく解決しました。教授は私にこのエピソードを話しながら、手術器具などが折れたら必ず除去しなければならないということをかなり強調されていました。

　私が某美容外科で奉職医として勤務していた時にも経験したことです。鼻の整形が上手なことで有名な某院長が、鼻の美容整形手術中に鼻骨骨切りをしていた時、骨切り器具が鼻骨の奥深くで折れてしまいました。ところが、その院長は破片がとても深くに刺さっているため除去し難いとし、折れた器具を鼻骨の中にそのままにしたのです。私は絶対に除去しなければならないと主張しましたが、大丈夫だと言いそのままにし手術を終えたのですが、私は患者がとても心配になりました。

　顔面輪郭手術を執刀する医療陣の手術経験が不足しているということはあり得ます。経験というのは、一朝一夕に積めることではないからです。

　しかし、このような場合は医師の経験不足のせいではありません。患者の健康と生命を最も重要に考えなければならない医師の本分を忘却したものです。『まさかこんなことが』に出てくるエピソードよりも荒唐無稽な常識外のことです。

Cさんのエピソードに劣らない滅茶苦茶なことはまだあります。頬骨手術で卵型の顔を手に入れましたが、大切な目を失うところだった患者Dさんの話です。

　この方もやはり他病院で手術を受けた後、結果に満足できず、再手術のため来院しました。骨の手術の最も基本であるレントゲンから撮ってみました。

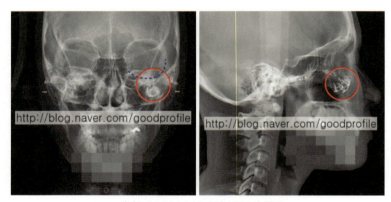

患者Dさんのレントゲン写真の正面/右側面

　手術を受けた頬骨は、大きな問題なく固定もきちんと行われました。しかし、骨切りした頬骨を固定するスクリューが眼球を突き刺す寸前です。写真の青色点線は眼球を包む眼窩骨という骨です。しかし、赤色円の中の固定ピンが眼窩骨にとても近いです。側面を見ると、スクリューの方向が全て眼窩骨の方に向かっており、固定ピンのスクリューの長さが非常に長いことが

分かります。

　もう少し詳しく見てみましょう。

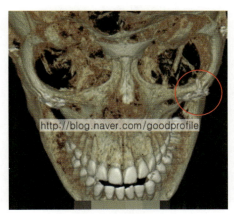

患者Dさんの3D-CT

　眼窩骨の中に固定スクリューが入っています。原則的としては頬骨は内側が副鼻腔(鼻の穴に隣接している骨の中の空間)で空いているため、長いスクリューは必要ありません。固定ピンが眼窩骨の中に入ってくることは、よくあることではありません。眼窩骨の生理を知って基本的な解剖学的知識さえあれば絶対にあり得ない、あってはならない副作用です。

　もしDさんが最初の手術の結果に満足してそのままにしていたら、年を取って骨が小さくなり骨量が少なくなると、このスクリューは眼窩骨を越えて眼球ないしは眼球を動かす筋肉に侵入していたところでした。目を刺す一歩手前のスクリューは、そ

れこそ「時限爆弾」だったわけです。美しい顔も良いですが、美しい世界を見ることができる目は本当に大切です。

　美容整形手術のために身体機能が損傷を受けてはならないということは、美容整形の基本原則です。機能を傷つけないためには、手術部位ごとに徹底的に守らなければならない原則というものがあります。

　私のブログやこの本をお読みいただくと、恐らく最も多く出てくる単語が「原則」という単語と「検証」という単語でしょう。原則を必ず守って検証された方法で手術を受けたら、このようなあり得ない、それこそ『まさかこんなことが』に出る程の事件は起こらないのです。

3章

苦しい思いをしながら受けた両顎手術なのに夜眠れなくなりました

　私たちは人生の約1/3を寝る時間に使います。「睡眠が補薬だ（きちんと寝ることが健康に良い）」という古言のように、質の高い睡眠は翌日を健やかに過ごすことができる源泉であり、健康な心身の土台です。しかし、このように重要な「睡眠」をきちんととることができないとしたら、どうなるでしょうか？

　大学病院で耳鼻咽喉科の教授をしている友人との会話中、両顎手術を受けた後いびきや睡眠時無呼吸症候群を治療するために来院する患者が増えたという話を聞きました。両顎手術と睡眠は全く関係がないように見えるので不思議に思われるかもしれませんが、間違った両顎手術は睡眠妨害を越えて命まで脅かすことがあります。

　両顎手術後にいびきや睡眠時無呼吸症候群が生じる理

由は、過度な上顎の後退或いは回転のせいです。両顎手術での回転（clockwise rotation）とは、上顎と下顎の後方部を上げることによって下顎側が時計回りに回転し、のっぺりした横顔を立体的な丸い形へと変化させることです。上顎の後退（setback）と回転は必要ですが、ドラマチックな効果を得るため、或いは両顎手術の対象ではないのに手術の効果を出すため無理に上顎の後退と回転をした場合、息をする気道が狭まるしかありません。

　無理な両顎手術で気道が狭まると、そこに空気が頻繁に出入りして気道周辺を振動させ、いびきをかくことになります。いびきは本人の熟眠を妨げたりもしますが、一緒に寝ている家族にも被害を与えかねません。そして、いびきをかく人の中には睡眠時無呼吸症候群になる人もします。いびきをかいていて息が詰まったり、もしくは息を一切しない症状です。

　睡眠時無呼吸症候群は熟眠を妨害するだけではありません。長期間放置した場合、睡眠時に酸素供給が円滑に行われず、脳卒中や高血圧などの心血管疾患によって死亡にまで至る可能性があります。

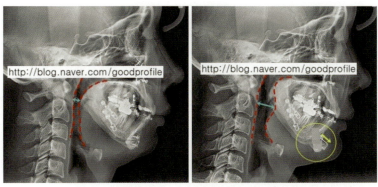

両顎手術後いびきをかく患者の手術前(左)/再手術後(右)

　両顎手術後に眠れなくなった患者のレントゲン写真です。息をする時に空気が通る気道を青色点線で表示しました。気道の幅である赤色の幅がかなり狭くなっています。そのため両顎手術後にいびきや睡眠時無呼吸症候群が発生するのです。この患者は下顎後退を矯正すると同時に、上で説明した気道を広げる役割をするオトガイ舌筋まで前進させるオトガイ前進術を施行しました。手術後、狭かった気道が広くなり、下顎後退も矯正されて美容的な面と機能的な面で患者が全て満足したケースです。

　過度な欲はいつも問題を招きます。韓国内で両顎手術は顔が小さくなる手術、芸能人手術として知られ、人気を集めました。両顎手術が必要でない顔の骨格であるにもかかわらず、絶対に両顎手術を受けることを希望する患者も増えており、また

これに便乗してむやみに手術を施行をする病院も多くなりました。

　むやみに手術を行ったり、顔のサイズを縮小して立体感を生かすために咬合を合わせるレベルを超えて過度に回転させることが増え、両顎手術後に熟睡することができない人々が現れたのです。

　実際、既に大型病院で両顎手術の診断を受けて私の元に再カウンセリングを受けに来る方の内、約50%の方には私は両顎手術をお勧めしません。このような場合、根本的な手術は両顎手術ですが、私は他の簡単な手術で代替します。医師によって異なりますが、私の場合、両顎手術も一般の顔面輪郭手術とほぼ同じ時間が所用します。約2時間前後で全ての手術の過程が終わります。

　ただし、両顎手術の場合は咬合を変化させる手術であるため、歯科矯正など追加的な治療も必要になり、その分ダウンタイムも長くなります。両顎手術の対象者ではないのに、高い手術費と長い治療期間、さらに狭くなった気道によって睡眠障害まで経験することになると、患者にとっては金銭的、時間的、精神的に大きな損害です。両顎手術後のドラマチックな容姿の変化を夢見ていたのに、一生夢から覚めなくなるようなことがあってはならないのです。

2部
両顎手術

Chapter 01.

両顎手術前
数百回悩め

覆水盆に返らず
一度こぼれた水は、二度と盆に戻りません。
両顎手術も同じ
簡単にリセットボタンを押して
過去に戻れるならいいですが
間違った手術が招いた結果は
人生を左右する程酷く
再手術もやはり簡単なことではありません。

両顎手術
悩んで悩んで
また悩んで決めてください。

1章

両顎手術と顔面輪郭手術の内どちらをしましょうか?

「両顎手術は最後の手段じゃないんですか?」

　最近はカウンセリングに来られた方に両顎手術を勧めると、多くの方々が「エラ削り手術」や「T字型骨切りオトガイ形成術」のような顔面輪郭手術をしてはいけないのかと質問を受けることが多いです。マスコミを通じて両顎手術に関する副作用についてよく耳にするようになったことで以前の両顎手術の人気は落ち、両顎手術は「危険な手術」或いは「美容整形の最終手段」という認識が生じたようです。

　しかし、両顎手術は最後の手段ではありません。両顎手術は顔面輪郭手術のアップグレードバージョンではなく、厳然とした別の手術です。つまり、両顎と輪郭は適応範囲が異なるとい

うことです。手術後に変化する部分も異なります。

　顔面輪郭手術は、顔を前から見た時の顔の端を変える手術です。顔面輪郭手術は頬骨縮小手術、エラ削り手術、オトガイ形成術などが含まれます。一方、両顎手術は顔を横から見た時、所謂プロフィールと呼ばれる横顔のラインを矯正する手術、つまり上顎と下顎が出たり入ったりする程度を変える手術です。もちろん、顔の長さを短くすることもできます。

　簡単に言えば、顔の正面を変えるのは顔面輪郭手術であり、顔の側面、すなわちプロフィールを変える手術は両顎手術です。プロフィールの変化と共に顔の中心線が片方に偏っている非対称を矯正する手術も両顎手術です。

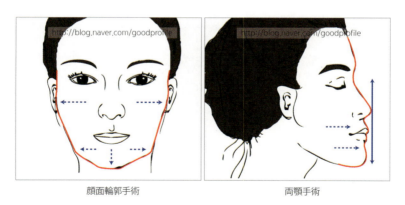

顔面輪郭手術　　　　　両顎手術

　このように顔面輪郭手術と両顎手術は、全く別の手術です。適応範囲が確実に異なるのに、患者たちだけでなく一部の

医師たちでさえも顔面輪郭手術をしなければならないのか、両顎手術をしなければならないのか、区分をまともにできず、両顎手術を受けなければならない患者が顔面輪郭手術を受け、結局効果不足で両顎手術をまた受けるケースが多いです。

　このような場合、患者はお金も使い、苦労もし、他の人たちは一生に一度経験することもほとんどない手術を二度も受けることになります。しかし、お金と大変な手術よりもさらに重要なことは、顔の感覚を支配する下歯槽神経が損傷する可能性が高くなることです。

　時折、両顎手術に適合した状態だけれども両顎手術への恐怖を吐露する方に顔面輪郭手術をお勧めすることもあります。例えばしゃくれ顎ですが、不正咬合や非対称が然程酷くない場合、エラ削り手術とオトガイ形成術だけでもある程度効果を期待することができます。ただし、両顎手術で変化させなければならない部位はそのままで、他の部位を変化させることである程度問題の部位をカバーすることができる一種のマスキング効果 (masking effect) だと判断することができます。しゃくれ顎が改善されて目に見える効果はありますが、両顎手術で得られる結果は得ることは難しいと正直に申し上げます。

　自身が両顎手術のケースなのか輪郭手術のケースなのか分からないなら、自ら断定せず経験と実力に裏打ちされた専門

医のカウンセリングを受けることが優先です。ただし、その専門医は顔面輪郭であれ両顎手術であれ、全ての顔の骨の手術を幅広く理解しており、実際に手術にも精通していなければなりません。

2章

両顎手術は
美容外科で？歯科で？

「口腔外科の先生と協力診断しますか？」

　病院のホームページにある掲示板を見ると、いつも様々な質問が掲載されています。ここ数年間、両顎手術についてインターネット広告が溢れ、手術のレビューなどを簡単に接することができるようになり、患者たちの質問のレベルも高くなってディテールになってきました。一時期、両顎手術は「歯科の領域だ」、「美容形成外科の領域だ」と議論になったことがあります。このような議論の中で、大型美容形成外科では口腔外科専門医を迎え入れて共に手術を行うという代案を出したりもしました。

　もちろん、きちんとした両顎手術の結果を得るためには、美容形成外科と歯科の協力診断は必ず必要です。しかし、ここでの歯科とは手術を行う口腔外科ではなく「矯正科」です。歯科には補綴科、矯正科、口腔顎顔面外科（口腔外科）、歯周科、小児

歯科など多様な専門分野があります。このうちの口腔外科は、口腔（顎の骨や歯をはじめとした口腔内の構造物）及び顎関節の疾病を診断して治療をする分野です。

　従って、両顎手術もまた多く施行されています。特に、一時期高価な施術で流行した歯のインプラントが競争の加熱によって価格が急落しながら、最近は多くの口腔外科医たちが両顎手術に目を向けており、その上最近はエラ削り手術と頬骨縮小術まで施行しています。そのため、現在両顎手術は口腔外科でも美容形成外科でも施行されています。重要なのは口腔外科か美容形成外科かではなく、どんな医師が両顎手術を執刀するかです。口腔外科医だからといって全ての両顎手術に精通しているわけではなく、美容形成外科医だからといって全ての両顎手術を巧みにできるということではないからです。

　ただし、外国の口腔外科医と韓国の口腔外科医は少し異なります。口腔外科でする手術は口腔癌から両顎手術まで手術範囲が非常に広いです。つまり私たちの体、全身に影響を与えかねない手術なのです。

　そのため外国の場合、体のことを全体的に知って診断し治療できる医科大学で一般医師免許証を取得した時、口腔外科医師になることができます。ところが韓国の場合は、医科大学ではなく歯科大学を卒業したら誰でも口腔外科医になれるとい

う違いがあります。このような相違点も両顎手術を考慮している患者なら、慎重に考慮しなければならないのではないかと思います。2〜3時間の手術ですが、充分に私たちの体、全身に影響を与えかねないからです。

　そうすると、一部の病院が広告しているように両顎手術時に美容形成外科専門医と口腔外科専門医が協力診断をして一緒に手術を行うのでしょうか？

　理解し易くするために両顎手術の過程を見てみましょう。

　患者が来ると、まず患者の顔面プロフィールを見て顔面分析プログラムを利用し、両顎手術をするかどうかを決めて手術を詳細に計画します。手術計画が確定すると、手術の指針となるプラスチックでできた手術用「ウェイパー」というものを矯正科の先生が作ってくれます。手術用ウェイパーは、両顎手術前に手術の方向と手術量を前もって適用し製作する特殊な装置です。もちろんmmレベルまでとても精密な手術計画を立てます。この過程で矯正科医と執刀医は両顎手術と患者について情報を共有し、手術計画について充分に議論しなければなりません。その計画に沿って執刀医は手術を行うことになります。手術が終わると、1ヶ月程後に患者は矯正科の先生に矯正治療を受けて両顎手術の全ての過程が終了します。

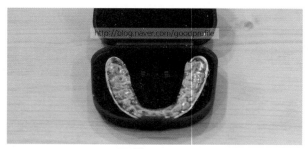

両顎手術用ウェイパー

　このような治療過程の中で、美容形成外科医や口腔外科医が参加して役割を果たす部分は、最初の患者のプロフィールを分析して手術を行う部分です。執刀医とカウンセリングして得た結果を基に綿密な手術計画を立て、ウェイパーを作って手術後に矯正をし仕上げをすることは、矯正科の先生の役割です。つまり、患者のプロフィールの分析や美容整形手術は美容形成外科或いは口腔外科、二人の内一人で充分なのです。

　一緒に手術室に入ってもどちらか一人は執刀医になり、もう一人は執刀医をサポートするアシスタントになるべきですが、美容形成外科医が口腔外科医の下で手術をサポートする役割をするでしょうか？もしくは口腔外科医が美容形成外科医の下で手術をサポートする役割をするでしょうか？

　「船頭多くして船山に登る」のように、一人を手術するのに二人が同時に執刀するということは不可能なことです。もちろん、

学ぶために参観したりアドバイスをしたりすることはあります。結論として、両顎手術の実力に確実な自信を持っていたら、手術は美容形成外科医でも口腔外科医でもできますが、協力診断は矯正科の医師と行わなければならないということです。

　歯についてよく知っているため、口腔外科医は矯正科医が必要ではないと考えることもできますが、美容形成外科でも口腔外科でも矯正科との協力診断なしには両顎手術をすることができません。

　両顎手術に必要なウェイパーという型を作り、手術後に患者の歯の咬合や再発などを気使ってくれる方もまさに矯正科の先生だからです。

　以前海外研修を終えて韓国に戻って手術を開始しようとした時に、両顎手術専門の矯正科医を探すのも簡単なことではありませんでした。幸い今は能力があって、患者を信じて任せられる矯正科医に出会い、安心して両顎手術をしています。

　この場を借りて矯正科の先生に感謝の言葉を伝えたいです。

3章
顎間固定は怖いです

「無固定両顎手術でしますか？」

　私は今でも最高のホラー映画に『羊たちの沈黙』を挙げます。ホラー映画の中で初めてアカデミー最優秀作品賞を受賞した程しっかりしたストーリーと主演俳優たちの気迫みなぎる演技力など、何一つ欠けていない完成度の高い映画です。

　特に大俳優「アンソニー・ホプキンス」が演じた稀代のサイコパス「ハンニバル・レクター」は、映画が終わった後も余韻が残る程不気味な演技を披露しています。

　ハンニバルは劇中の精神科専門医ですが、患者をむしって食べる殺人鬼です。そのため口を開けられないように恐ろしいマスクを着用したシーンがあります。

　両顎手術について研究していて、顎間固定の写真を見ました。その時、映画『羊たちの沈黙』でマスクをつけたハンニバルが思い浮かびました。「顎関固定」は両顎手術後に口を開けら

れないようにワイヤー（針金）を利用して上下の歯を縛ることを言います。骨切りした顎の骨がきちんとした位置にしっかりつくようにするため、2〜4週間程ワイヤーで口を開けられないように縛るのです。

　両顎手術後に顎関固定をしなければならないのか、無固定をしなければならないのか、お問い合わせされる方も多いです。

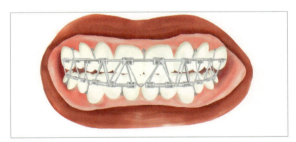

顎間固定

　結論から言えば、時折例外的な場合を除いては、両顎手術後に顎間固定はする必要がありません。してはならない非常に危険な施術です。

　研修時代から数多くの両顎手術を施行してきましたが、顎間固定は想像すらできなかったことです。両顎手術後に麻酔が覚めると顔が腫れていて、麻酔のせいで吐き気があって口があまり開かないため、ご飯どころか水さえもストローで飲むのですが、このような状況で、上下の顎を針金で縛って口を開けられな

いようにされたら、私でも耐えることができないと思います。

　もし顎間固定をされた状態で嘔吐でもした場合、吐瀉物が気道を防いで呼吸ができず、致命的な事故が起きる恐れもあります。

　今も顎間固定をしなければならないと主張する方々は、手術技術が発達していなかった昔から顎間固定をしてきて、患者が経験する苦痛や過程は考慮せず、安定的な結果を得るために必要だと述べています 。しかし、顎間固定をしなくても手術の結果が同じように安定的なら、あえて命を脅かすその過程を踏まなければならないのでしょうか？　もちろん顎間固定をせずに安定的な結果を得るためには、いくつかの条件が必要です。

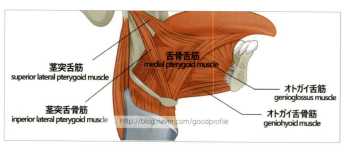

両顎手術後に顎骨を動かす周辺組織、筋肉(図)

　両顎手術後の顎骨や周辺組織の変化を予測して完璧な骨切りと固定を行わなければなりません。骨を動かす骨の周辺に

付いた筋肉や軟部組織は全身麻酔の時は弛んでいますが、麻酔から覚めると動き出し収縮し、手術時に固定したポイントが変化することがあります。

そのため、顎間固定をせずに両顎手術をするためには、完璧な骨切りと完璧な固定が必要なのです。完璧な骨切りとは、切った骨が自由に動くことができるように切るのと同時に、骨切りした骨を計画していた新しい位置へと持っていった時、元の位置に戻ってしまったり、計画外の方向へ骨が移動する可能性のある全ての要素を完璧に整理することを意味します。

完璧な固定とは麻酔から覚めて周囲の筋肉が収縮しても、固定しておいた顎骨がきちんとした位置にいるように固定することです。完璧な骨切りと固定は決して容易ではありませんが、間違いなく可能です。

下顎の安定的な固定も可能でなければなりません。下顎を骨切りした後、固定する方法は3つあります。

1つ目は通常韓国の医師たちが主に使用する方法で、プレートを利用した前方部固定です。つまり、骨切り面の前の部分を1ヶ所だけ固定する方法です。しかし、SSRO (Sagittal Split Ramus Osteotomy of Mandible / 下顎枝矢状分割術)は下顎骨を薄い2つの板に分離し固定するので、骨切り面が広いです。広い骨切り面の内、前の部分だけを固定すると、顎間固定を

しない場合は後ろの骨切り面が確実に固定できず、動くことがあります。

　2つ目は骨切り面の前方の境界と後方の境界の2ヶ所固定する方法です。前方だけ固定する方法よりも安定的ではありますが、やはり動く可能性はあります。

　3つ目は私が使う方法です。プレートを使わずスクリューを利用して薄く骨切り面を三等分し、各々に3つのスクリューを打ち込んで固定する方法です。この場合、骨切り面を三等分し各々の部位を固定するため、上の二つの方法よりはるかに安定的で、わざと骨を動かそうとしても動かない程しっかり固定されます。

　骨は折れても、またくっつきます。ただし、骨がくっつく間、接合した部位が動いてはならないという条件があります。腕が折れたとき、副木やギプスを利用して固定するのも同じ理由です。骨がくっつかずに何度も動いてしまうと、骨がくっつくどころか、むしろ炎症が発生することもあります。

　しかし、大概両顎手術後に下顎固定をする際、最初の方法、つまり前方部位を固定する方法を主に使っているため、手術後に口を開けたり顎の骨を動かすと、後方部位の骨が動いてしまい骨の癒合が起きず炎症が生じるなどの問題が発生するため、顎間固定をしなければならないと主張するのです。

このような方法を使用する医師たちの主張は、こうして骨切りされた顎骨を動かせるようにしておくことで、先程言及した手術後に複数の組織が元の場所に戻りながら生じるかもしれない誤差を減らすことができると言っています。つまり、若干の誤った骨切りや誤った固定の誤差をこうして骨切りされた顎骨を動かすことで解決できるという主張です。もちろん、合っているお話だし良い方法です。

　私が某大型病院で奉職していた時、口腔外科の先生は両顎手術2、3日後にほぼ全ての患者に再手術をしていました。まさにこうして手術後に生じた誤差を考慮して、再固定をするためです。こうして再手術をするよりは、初めから骨を動かせるようにすることも良い方法でしょう。

　しかし、このように骨が動いて癒合がうまくいけばいいですが、実際に骨が動きながら癒合せず炎症が生じて骨髄炎になり、入院治療を受ける患者を見たことがあります。万が一でも副作用が生じるかもしれない手術なら、いくらメリットが多くても必ずしなければならないのか悩む必要があると思います。その上非常に難しいことですが、きちんと骨切りと固定がされれば発生しない問題だからです。

　つまり、下顎骨をきちんと骨切りしてきちんと再配置した後に安定的に3ヶ所固定すれば、両顎手術後に顎間固定をする必

要がないのです。すなわち、手術の際に下顎骨を動かす可能性がある様々な構造物の生理を理解し、手術後の動きを予想して確実に内側から固定すれば、顎間固定せずに安全で安らかな両顎手術を受けることができます。

　もちろん、咬合や顎関節の安定性のため、手術後1週間程過ぎて腫れが引き回復すると、ゴムを2個程利用して咬合を合わせたりもします。ただし、患者が食事をしたり重要なミーティングがあったりする時はゴムを取り外しできるようにするため、日常生活には全く問題がありません。また、急に吐き気がするような場合、ゴムを素早く除去することで致命的な副作用である窒息死が起きないようにしています。

　ノータイ或いは無固定両顎手術は、簡単な手術方法ではありません。患者は楽に回復できますが、手術する医師はむしろ難しくて面倒なこともあります。私も海外研修時代に両顎手術をしてからたった2日後に再手術をしなければならず、そのような再手術を3回も経験をしたので、今考えても本当に恥ずかしいです。その当時、指導教授が教科書にもないご自身だけのノウハウを隣で教えてくださり、最後まで私に責任を持って再手術をするようにさせてくださった大事な経験があったからこそ、今の無固定、無輸血両顎手術を容易にできるようになったのだと思います。

4章

蓄膿症と鼻炎持ちですが
両顎手術はできますか?

「両顎手術後に呼吸がうまくできないのですが…」

蓄膿症は専門用語で副鼻腔炎といいます。上顎骨の中にある副鼻腔に炎症が生じる病気です。一般的に蓄膿症がある場合は、両顎手術をしないのが原則です。

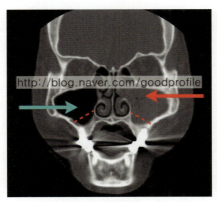

蓄膿症患者のCT

蓄膿症のある患者のCTです。両顎手術の際の骨切り線は、

両側の赤色点線になります。

　しかし、緑色の矢印が示す部分を見ると、黒く空間が空いていることが見て分かります。正常な副鼻腔です。空気で埋まっていて黒く見えます。一方、赤色矢印が示す部分は、灰色で何かでいっぱいになっています。空っぽで空気があるべきところに、炎症によって膿でいっぱいになった副鼻腔炎、つまり蓄膿症です。

　このように蓄膿症のせいで膿でいっぱいになった副鼻腔の中央を、両顎手術をするために赤色点線に沿って骨切りしたらどうなるでしょうか？骨切りした瞬間、副鼻腔にあった膿が流れ出てきて手術室に広がります。当然、感染の恐れがあります。そのため、蓄膿症の場合は両顎手術を行いません。

　万が一、両顎手術場で蓄膿症が発見されたとしたら、どうするのでしょうか？　その場合は、食塩水や消毒液でかなり何回も完璧に洗浄しなければならず、また洗浄だけで終わらせず、副鼻腔自体に特殊な措置を取らなければなりません。そうすることで蓄膿症による両顎手術の感染を予防することができます。

　実際に両顎手術を受けることになったら手術前に精密検査を行い、数回レントゲンを見ながら手術計画を樹立して決定するため、蓄膿症が発見できないケースはほとんどありません。

　もし両顎手術を計画している方の中で蓄膿症を現在または

以前患ったことがある場合は、執刀医に必ず疾患があることを知らせ、蓄膿症が治るまで手術を延期した方が良いでしょう。

5章
両顎手術前に歯科矯正を必ずしなければなりませんか？

「冬休みに両顎手術を受けて
新学期が始まったら
綺麗な姿で学校に行きたいです」

　学校の長期休暇シーズンが近づくと、両顎手術のカウセリングが増えます。一般的に両顎手術は大きな手術でダウンタイムが長いと認識されているため、比較的時間に余裕のある1〜2ヶ月の長期休暇や連続休暇期間の間に手術を受けるためです。

　しかし、実は1〜2ヶ月という時間は、ある方にとっては両顎手術を受けるには時間が足りないかもしれません。両顎手術が行われ始めた初期には、手術を行う1年から1年半程度前に必ず歯科矯正を行いました。

それで終わるのではなく、両顎手術の後にまた6ヶ月から1年程度歯科矯正をしなければなりませんでした。結局全ての治療が完了するには、約2年〜3年程度かかるものでした。しゃくれ顎の場合は不正咬合を伴う場合が多いのですが、まず矯正で歯を揃えてから手術を行うことで咬合をきちんと合わせることができたためです。

　矯正技術や両顎手術が発展し、最近では先矯正をしなくても両顎手術が可能です。両顎手術を先に行い、手術後に矯正を約6〜10ヶ月程受けると、従来の先矯正後手術より約1年から1年6ヶ月程度期間を短縮できます。治療期間が短いのはもちろん、先に手術を受け綺麗になった後に矯正をすればいいので、患者には大変メリットが多い手術方法です。

　しかし、私個人的には両顎手術を受けなければならない患者を非常に厳格に選別して手術を行う方なので、先手術が適用になるケースは20〜30%程度だと思います。もちろん、全ての患者に先手術を行うことはできます。問題は、先手術を行うことによって「最適な結果を導き出せるか」ということです。

　手術計画通り、先に両顎手術を行った後に歯の配列を変えるなどの矯正治療によって当初の計画から外れて結果が変わってしまったら、手術前に予測していた最高の結果を引き出すことができなくなるかもしれません。

そのため私は患者を先に診て矯正科医にも診断してもらった後に矯正科医と話し合い、手術前に矯正することで少しでも安定的でより良い結果を出すことができるとすれば、短くて3〜4ヶ月から長くて6〜8ヶ月程手術前に矯正治療を勧めます。単純に両顎手術をするのが目的ではなく、両顎手術で最高の結果を得るためにです。

良い予後のために手術前にもう一つお勧めしたいことがあります。両顎手術前に下顎の親知らずはあらかじめ抜いておいた方がいいです。親知らずを抜いて最少3ヶ月後に両顎手術を受けることができます。患者が早く手術を希望して親知らずを抜かないまま手術をすると、後で数ヶ月経って炎症が起きることがあります。切断面が広いSSRO（下顎枝矢状分割術）で行っても、一般的な奥歯などの歯の根には何の影響もありません。

しかし、下顎手術中に非常に稀ですが歯の根と会うことがあります。その歯は一般的な正常な奥歯ではなく、まさに根が不規則に伸びている親知らずです。その親知らずのせいで手術することが難しいケースが時折あります。もちろん、親知らずを抜かずに手術をしたからといって必ず炎症が生じるわけではありませんが、安全で良い結果を得るために必要な過程です。

もし学校の長期休暇期間に両顎手術を計画しているなら、休みが近づいてから病院に行くのではなく、あらかじめオフシー

ズンに来院してカウンセリングも詳しく受けて、手術計画も余裕を持って立てるようにしてください。先手術をするのは確かにメリットのある手術ですが、場合によっては最高の結果を得るために手術前に矯正治療を受けたり、親知らずを抜歯しなければならないこともありますので。

　いつも申し上げるように「原則」というものを必ず守らなければなりません。手術を早く受けることが重要なのではなく、安全に安定的な結果を得なければならないからです。最近、病院同士の競争が激化しており、ある病院は「先手術100％」と自慢するかのように広告を出しているところもありました。どんな病院を選ぶかは皆さんが決定することですのでお任せします。

Chapter 02.

―

これが両顎手術だ

「顔が小さくなる手術」、「アイドル手術」、「芸能人手術」
両顎手術のもう一つの名前です。
しかし、両顎手術は単なる美容整形ではなく
顎の奇形を治す目的で生まれた手術です。
顔の1/2を再配置する高難度の手術なため
誰でも執刀して
誰でも受けて
良い手術ではありません。

1章

「本当の」両顎手術とは何ですか?

両顎手術は、ある日突然彗星のように現われました。

「一晩寝て起きたらスターになった」という「キラキラスター」たちのよくあるインタビューコメントのように、TVやインターネット、狎鴎亭や江南の地下鉄と繁華街など、わずか数年でどこでも「両顎手術」に接することができるようになりました。

しかし、実は両顎手術は最近突然生まれた手術ではありません。上顎手術に主に使われるルフォー骨切り術は1900年代に発見され、上顎と下顎を一緒に手術する両顎手術は1960年代初めにスイスのチューリッヒ大学顎顔面外科教授のHugo Obwegesserによって始められたため、既に半世紀が過ぎたかなり年齢のある中年俳優というところです。

上顎や下顎が正常範囲から外れた状態を正す顎矯正手術である両顎手術が、韓国では芸能人のマーケティングと過度な

広報によって「顔が小さくなる手術」、「芸能人手術」に化けたのです。

それでは、本当の両顎手術はいつ必要なのでしょうか?

① 下顎が上顎より長く突出したしゃくれ顎
② 顔の左右が合わない非対称
③ 顔の中央部位、つまり中央顔面部がへこんだ皿型の顔
④ 顔の長さが異常に長い顔
⑤ 突出口を伴った下顎後退
⑥ 笑う時に歯茎がかなり見えて突き出た突出口
⑦ 口蓋口唇裂による顔面非対称及びしゃくれ顎

程度に要約できると思います。

もちろん顔によって多様なケースが存在するため、正確なことは専門医にカウンセリングで診察を受けた後、手術をするかどうかを決めなければなりません。

では、上のような症状がある場合、全員両顎手術を受けなければならないのでしょうか?私はこの質問に「天秤にかけてみなさい」と答えます。

美容整形、美容手術は一般的な外科手術とは異なります。なぜなら、がん手術のように生命を維持するため必ず受けなければならない手術ではないからです。もちろん、顔がきちんと成長せず酷い非対称や奇形のように症状が重い場合、咬合が合わず顎の機能や歯の機能に問題がある場合は、必ず両顎手

術が必要です。しかし、美容目的で手術を受けるなら手術の選択は患者の役割です。

　手術を受ける前に手術によって得られる効果と手術のために患者や患者の家族が犠牲にしなければならない部分を天秤にかけて判断し、手術を決定しなければならないということです。

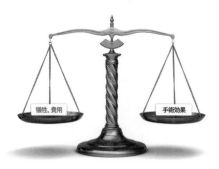

　例えば、10という効果を得るために100を犠牲にしたとしたら、手術が成功したとしても患者にとってこの手術が満足のいく手術になるでしょうか？　時折犠牲を甘受しながら手術を敢行する方々がいます。特に芸能人を志望するケースが多いです。10のために1000を犠牲にしたりもします。実際にこのような方々には手術をして差し上げます。

　美容を目的とした手術が成功するかどうかは、第一に自身が満足しなければなりません。そして、周りの人たちが顔の変化

を感じられなければなりません。高い手術費用を支払って苦労して両顎手術を受けたのに、もし友達に「本当に両顎手術したの？」、「どこを手術したの？」と聞かれたら、いくら病理学的に手術が成功したとしても、効果に比べて天秤にかけた結果が合っていたとは言えないでしょう。

　最近他病院で両顎手術を受けて再手術を受けるために来院する患者が多いです。ほとんどの方が手術前の写真を持ってきて、手術前と変わったところがないと訴えます。むしろ手術前の方がもっと綺麗だったことが多いです。

　私が患者さんに質問します。

　「なぜ手術を受けたのですか？」

　「カウンセリング室長さんが受けろと言ったので」

　「TVを見たら両顎手術を受けて本当に綺麗になっていたから」

　「インターネットでビフォーアフターの広告を見て」

　という答えが返ってきます。

　病院としては何としても収入を上げるためにたくさん手術をしなければならないため、患者の顔に少しでも問題があれば、その部分を指摘して手術を勧めます。しかし、この世の全ての人々の内、中央線を基準として左右に一寸の誤差もなくまったく

同じ人はいるのでしょうか？いません。美容外科のカウンセリング室長の基準で見ると、世界中の全ての人が両顎手術の対象者なのです。

両顎手術後に効果がなくて再手術のために訪れた患者たちも、手術前の状態を見ると、確実に非対称やプロフィール上にある程度問題はあったことでしょう。そのような問題点は、私のような専門家の目で診るとぱっと発見できますが、一般人の目には全く問題ないように見えることもあります。

友達の目には普段の患者の顔に問題がないと思っていたため、手術をしても「問題を解決したんだね」、「顔が変わったね」と感じられないわけです。「自分のための手術」ではなく「病院の懐を肥やすための手術」を行ったのです。

「本当に両顎手術してよかった」と自ら感じたいのなら、或いは家族と知人に共感してもらいたいのなら、どうすべきでしょうか？

まず非対称であれ、しゃくれ顎であれ、専門医ではない一般人が認識できる程度の異常なプロフィールでなければなりません。そして、本人が普段の生活で不便さを感じるような機能的な問題もなければならないという条件があります。

他病院で両顎手術を勧められて私に再カウンセリングに来られる方の中で、症状が本当に微々たるケースがあります。一

般人の目には見えない症状です。

　このような場合、私は患者に天秤にかける機会を与えます。

　「根本的な手術は両顎手術です。両顎手術を受けると、正確な位置に正確に左右対称な顔になることはできます。患者さんも満足して私も満足できると思います。しかし、友達や家族は『どこを手術したの？』または『高いお金を払って何をしたの?』と聞かれるでしょう。それでも自己満足のために手術を望まれるのでしたら、手術をさせていただきます。」と。

　そして、両顎手術に比べて簡単で効果的に問題を解決できる手術、すなわちPlan B.も提示します。もちろん、最終選択は患者の役割です。

　私は両顎手術を恐れたり、実力が足りなくて患者にこのようにお話しするわけではありません。韓国では両顎手術がとても乱発しています。両顎手術を専門とする私にとっては2〜3時間で終わる簡単な手術ですが、手術を受ける患者にとっては全身麻酔後に顔の半分を再配置するあまりにも大きな手術です。

　本当に手術が必要な場合にのみ手術をしなければならないという趣旨で、天秤にかけることをお勧めしているのです。「本当の」両顎手術は、賢明に天秤にかけることで患者も満足し、周囲の人々からも褒められ、手術を執刀した医師もやりがいを感じることができる手術だと思います。

2章
しゃくれ顎

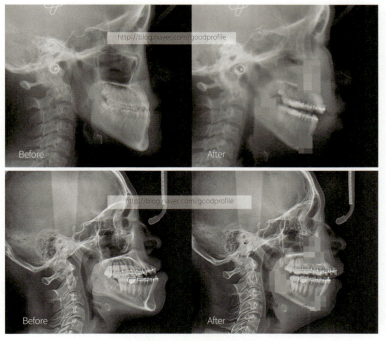

しゃくれ顎の両顎手術前(左)/後(右)

しゃくれ顎は下顎が上顎に比べて前に出ている状態のことを言いますが、しゃくれ顎を矯正するための根本的な矯正手術は、まさに両顎手術です。恐らく韓国で行われている両顎手術の最も多くの原因を占めているのではないかと思われます。

　しゃくれ顎は、医学的には下顎前突症（Prognathism）と呼ばれています。このようなしゃくれ顎、つまり下顎前突症はまず歯の咬合を利用して診断しますが、美容的には顔のプロフィールの全般的な状態によって診断を出したりもします。

　つまり、咬合が合っていても全体的な顔のプロフィールを考慮した時に下顎が出ているようであれば、しゃくれ顎矯正手術を受けることになります。従って、しゃくれ顎矯正手術は「咬合が合うしゃくれ顎」と「咬合が合わないしゃくれ顎」に分けられます。

　咬合が合うしゃくれ顎は、大抵「オトガイ肥大」の場合が多いです。つまり、顎先が大きく長いケースです。この場合、両顎手術を必ず受けなければならない理由はありません。このような形態のしゃくれ顎矯正は「オトガイ短縮術」がより適しています。

　ただし、オトガイ短縮術を行う際に短縮量が多い場合、或いは顎先を細めるために「T字型骨切りオトガイ形成術」も一緒に受ける場合には下顎の端側に段差ができるため、「エラ削り手

術」も一緒に受けることを勧めることもあります。自然に繋がる滑らかな顎ラインを作るためです。

咬合が合わないしゃくれ顎は、両顎手術で矯正しなければなりません。時折下顎が出ているので、上顎はそのままにし下顎手術 (one Jaw surgery, SSRO) のみを受けてもいいかと質問される方も多いです。

大概のしゃくれ顎が単に顎だけ出ていることは多くありません。下顎が曲がると上顎も咬合を合わせるために曲がっている、つまり顔面非対称を伴ったしゃくれ顎が多いです。

或いは上顎の低成長による皿形にへこんだ顔などと混在しているケースもあります。このような場合、当然上顎の矯正も必要なため、上顎と下顎の両方に手を加える両顎手術を受けなければなりません。

ただし、しゃくれ顎は歯の咬合や咬合面の角度及びその他様々な点を考慮して輪郭手術を受けるか、或いは両顎手術や下顎手術を受けるかを決めなければなりません。全てのしゃくれ顎の矯正に両顎手術が必要なわけではありません。

歯の咬合が合う場合や上顎の症状と混在していても、上顎の症状が微々たるものであれば、私は両顎手術をお勧めしません。

他病院で両顎手術を勧められて私にカウンセリングを受けに来る患者の約50%は、個人的に両顎手術を必ずしも受けなくてもよく、実際に輪郭手術のような代替手術をお勧めします。私の場合は両顎手術や顔面輪郭手術の手術時間は同じですが、両顎手術の場合は咬合を変える手術なため、歯科矯正など回復期間が長くなるからです。

3章

顔面非対称

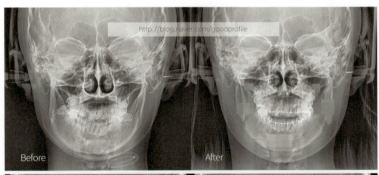
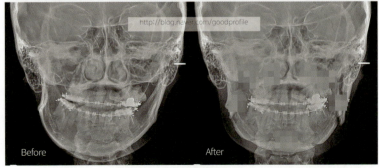

顔面非対称両顎手術　前後写真

芸能人の左右対称写真がインターネット上で話題になったことがあります。キム・テヒやキム・ヒソン、ソン・イェジンなどの絶世の美人女優たちは、左右が変わっても元々の顔と大きな変化がなくて非常に驚きました。しかし、完璧な美人たちも左側の顔と右顔の顔がデカルコマニーのように一切の誤差もなく全く同じではありません。私のようなイケメン（？）も右側の顔の方が大きいですから。

　私たちの顔は皆非対称ですが、日常生活に支障をきたさず、大きく目に付かない程度なので矯正の必要性を感じません。しかし、顔の中心線を基準に両側の顔が他人に気づかれる程異なるなら、それによって生活に不便さを感じてコンプレックスを抱いているなら手術で矯正をされることをお勧めします。

　顔面非対称は顔の中心線はまっすぐな垂直線だが頬骨から下顎、顎先に至るまで中心線から両側の長さが異なる、つまり幅が異なる非対称と顔の中心線が片側に偏っていたり曲がっていたりする非対称に分けられます。前者の場合は頬骨手術やエラ削り手術、或いはオトガイ形成術などを通じて矯正が可能であり、後者の場合は両顎手術が必要です。

　顔面非対称は肉眼でも簡単に分かりますが、もっと正確に知りたければ、長い綿棒や舌圧子などを口にくわえて簡単に測定することができます。

舌圧子をくわえて両側の目からの長さを見た時に長さに違いがあるなら、顔面非対称だということです。

　このように目から舌圧子や綿棒までの長さが異なるのは、厳密に言うと上顎の非対称です。つまり、上顎骨の左右が異なるということです。顔面非対称の患者が顎先だけが曲がっているのになぜ上顎まで手術をする両顎手術を受けなければならないのかの理由です。

　顔面非対称は下顎の先が片側に曲がっているように見えますが、実際は上顎と下顎の両方に問題があるのであり、顎先だけに問題が限られているケースはほとんどありません。

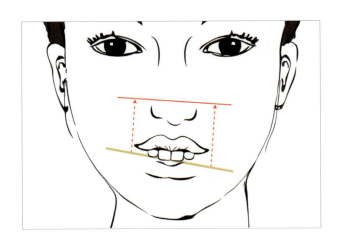

　このように顔が非対称になる原因は何でしょうか？ 顔面非対称の原因は疾病的な要因と習慣的な（非疾病的な）要因に

分けることができます。

　非疾病的な要因としては、第一に歯と顎に関連する問題です。簡単には食べ物を噛む単純な習慣から歯の正しくない配列によって噛む時に加わる力の不均衡が続くことなどが含まれます。ほとんどの原因の見当たらない顔面非対称がここに当てはまるのではないかと思います。

　第二に、成長が著しい青少年期の不均衡な成長が原因になることがあります。幼い頃の写真を見ると非対称は全く現れていないのに、中学・高校時代が過ぎてから顔が歪んでしまったらこのケースに属します。

　疾病的な要因としては、第一に「片側顔面矮小症(Hemifacial microsomia)」があります。顔の片方が充分に発達しない病気です。顎だけでなく目まで下に下がっていることもあります。

　第二に、子供の時に経験する「斜頸(wryneck)」です。片方に顔が引き下げられる影響で、顔の骨の成長にも影響が出ることがあります。

　第三に、頭蓋骨の奇形です。「頭蓋骨縫合早期癒合症(Craniosynostosis)」が代表的です。頭蓋骨が早期に癒合されて育つことができない病気です。顔の骨もその影響を受けてきちんと成長することができないことがあります。

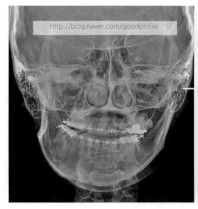
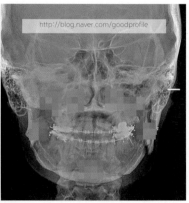

　両顎手術で矯正できる分野は様々ありますが、その中で最も難しい分野が、まさに顔面非対称の矯正ではないかと思います。非対称の原因もさまざまですが、たった1回の手術、両顎手術だけでは完璧に矯正できないこともあるからです。

　私たちの顔は骨だけでできているのではありません。骨とその骨に付いている筋肉、そして皮下脂肪、皮膚で構成されています。両顎手術で矯正できる部分は、このような様々な顔面非対称の構成要素の内の「骨」だけに該当します。

　もちろん、両顎手術の際に軟部組織まで考慮して手術を計画しますが、それでも主な要素は骨です。まずは骨を中心線に合うように手術を優先的にするということです。たとえ軟部組織をいくら教科書通り正確に考慮したとしても、人によって肌の

キメだけでなく全ての軟部組職の性質が異なるため、結果を確約できる形成外科医はいないでしょう。

　下の患者の場合、顔が右側に曲がっています。つまり、左側が長く右側が短い顔です。歯の中心線も上と下が完全に異なっているのが分かりますね。手術は矢印（黄色線）の通りに左側に上げ、右側は下げる両顎手術をします。もちろん矢印の大きさが異なるように、右側を下げる量よりは左側を上げる量を多くします。このように手術をすると、右側へと曲がっていた顔が左側にきちんとした位置に戻ります。

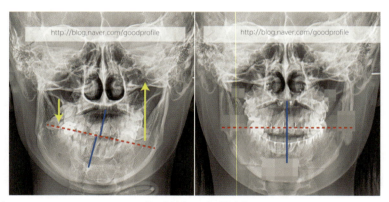

顔面非対称の両顎手術直後

　両顎手術後、骨がきちんとした位置に来たので非対称は全て解決されたでしょうか？ 顔が手術によって全体的に左側へと戻りながら、左側の軟部組織は戻った骨によって押されるこ

とになります。逆に右側の軟部組織は骨が反対側に曲がったため、引っ張られながら伸びますよね。

つまり、左側の軟部組織は押されて膨らみ、右側の軟部組織は引き伸ばされながら薄く細くなって皮膚がへこんで見えます。このような場合、二次的な顔面非対称手術が不可避です。すなわち、押されて膨らんだ側の肉を減らすか、それとも引っぱられてへこんだ方に脂肪移植をすることになります。この患者は軟部組織だけでなく、下顎自体が左右非対称なため、顎を整える手術が再度必要になる可能性もあります。

このように、顔面非対称を矯正するための両顎手術は手術自体も難しいですが、二次、三次と追加手術が必要になることがあります。顔面非対称が酷い程長期間にわたって手術を受けなければならないため、担当医師と患者間の信頼が重要です。

骨の手術から完全に回復するには6ヶ月程度かかり、さらに二次または三次の軟部組織の手術まで考慮するなら、性急に考えず余裕を持ってゆっくり結果を期待するのが良いでしょう。

4章

長い顔

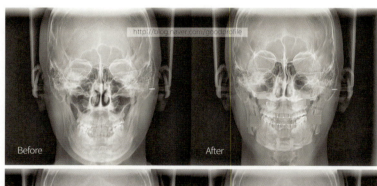

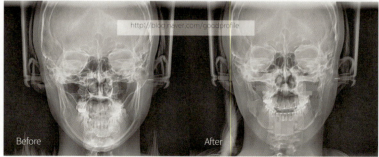

長い顔の両顎手術　前後写真

最近「ベーグル女子」が男女共に人気です。ボディは「グラマラス」ですが、顔は「ベイビー」のように幼くかわいい女子を称する新造語です。10年前から始まった童顔ブームは、今も冷めずに続いています。

　童顔の条件には丸い目や綺麗で弾力のある肌などいろいろありますが、顔の骨格から見た時、全体的な顔のサイズが小さくて短く、特に顎が小さい程童顔に近いです。このように小さくて幼く見える顔が美しさの基準となりながら、相対的に長くて大きな顔の人々は自信喪失と外見コンプレックスによって美容外科を訪れることになります。

　顔の長さは大きく3つに分けられます。

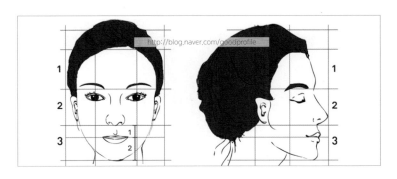

　上顔面①, 中顔面②, そして下顔面③です。

　最も理想的な顔の長さは顔の3つの部分、つまり図の①、②、③が同じ長さである時が最も理想的な比率だと言われてい

ます。ただし、童顔ブームによって最近韓国の若い女性たちの間では下顔面が小さい方が好まれるため、①、②、③の比率が1:1:1よりは1:1:0.7〜0.8を要求しています。もう少し顎が小さくなることを望んでいるということです。また、下顔面である③は上下の唇が接するライン、つまり口角を基準にして上下が1:2に分かれる時が最も理想的な下顔面だと表現します。

顔が長い原因がどの部位にあるかによって面長の矯正方法は変わります。

第一に上顔面①はヘアラインから眉毛までです。この部分は皮膚と頭蓋骨で構成されています。頭蓋骨なので骨に手を付けることはできません。従って、上顔面が長い場合はヘアラインを移動させる手術をします。毛髪移植をすることで額を狭くしたり、或いは上顔面が短い場合は脱毛する方法で視覚的な差を利用し比較的簡単に顔の長さを調節することができます。

第二に中顔面は眉毛から小鼻までの地点です。ここは上顎骨が広く占めており、鼻という手強い構造が表面にあるため、長さの調節は容易ではありません。

ただし、上顎骨が長い場合は両顎手術を通じて中顔面の長さをある程度調節することができますが、全体的な顔の長さを短くすることには大きく影響を与えることができません。

両顎手術で上顎骨が短くなっても、中顔面の鼻を含む軟部

組織、つまり私たちが外見上で見える長さはほとんど短くなりません。鼻の長さを縮めることができるならそれが最も確実な方法ですが、鼻先を少し上げて視覚的に鼻が短く見える効果を与える程度であり、鼻筋の長さを縮めることは不可能です。幸い、中顔面が長いケースは然程多くはありません。

　最後第三は、小鼻が顔と出会う地点から下顎の先までの部分です。顎自体が長い場合もありますが、前へと飛び出た長いしゃくれ顎を伴ったケースが多いため、特に顔がより長く見えるだけでなく、印象も強そうに見えます。幸いなことに下顔面が長い場合は縮められる手術方法がよく発達しています。

　下顔面の長さを構成する要素は2つです。上顎骨と下顎骨。このうち下顎骨だけが長い面長は手術が簡単です。「オトガイ短縮術」を受ければいいのです。もちろん、サンドイッチ型に切って顔のプロフィールに沿って顎先を後ろに、或いは前に移動することもできます。

　問題は、上顎骨が長い場合です。上顎骨だけが長いか、上顎骨と下顎骨が共に長いケースです。この場合は「両顎手術」が必須です。上顎を骨切りしながら必要な長さだけを切り取って固定しなければなりません。上顎骨を縮めると上下の歯の咬合が合わないため、上顎だけでなく下顎まで手術をしなければなりません。上顎手術ではなく、両顎手術が必要な理由です。

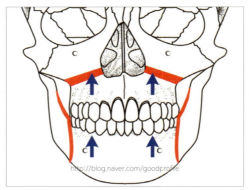

長い顔の両顎手術方法

　上の図で上顎の厚い赤色ラインを切り取り、青色矢印の通りに押し上げると上顎の長さが縮まります。上顎の長さが長くて歯や歯茎がよく見える場合、ドラマチックに良くなります。

　下顎の赤色ラインは下顎手術SSRO（BSSO）の骨切り線です。歯同士の咬合を合わせるために下顎も骨切りし、矢印の方向に上へと上げなければなりません。

　他病院で長い顔を矯正するためにオトガイ短縮術を受けてきた患者がいました。その方の下顎は正常的な長さでしたが、上顎が長いケースでした。この場合は両顎手術で上顎骨を縮めることで顔の長さを短くしなければなりませんが、下顎のオトガイ短縮術を受けて顔の長さのバランスが崩れてしまった状態でした。誤って適用された手術によって下顎は奇形的に短くな

り、上顎は相対的により長く見える結果になってしまったのです。患者本人も初手術後、顔の状態に満足できず、再手術のために私の病院を訪れられたのでした。

　私は両顎手術だけでなく、非正常的に短くなった下顎を元の位置に戻す、すなわち長さを伸ばす手術も同時に行い、その患者はバランスのとれた顔を取り戻すことができました。

　以前病院でカウンセリングを受けた際に「両顎手術は危険だ」と言われ、オトガイ形成術を勧められたそうです。その結果、患者の顔の比率が奇形的に変わってしまったのです。

　両顎手術よりもっと危険な手術はまさに間違って適用された手術」です。全ての手術において言えますが、特に長い顔は長い原因が何なのかを正確に診断し、その原因に合った手術法を適用しなければなりません。また、原因に合った手術を施行するためには、必ず顔のプロフィールをきちんと診ることができる美容形成外科医に診断を受けなければならなく、両顎手術を含むいかなる場合の手術でも全て執刀可能な熟練した顔の骨の専門医から診断と手術を受けてくださいとお願いしたいです。

5章

セットバック手術

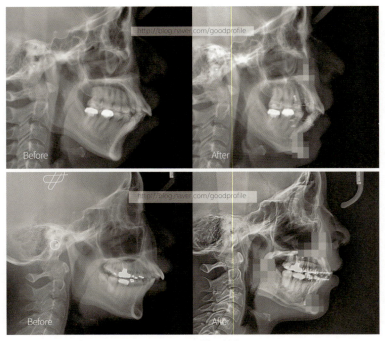

セットバック手術　前後

突出口は突出した程度によって「魅力の要素」になることもあり、「老顔の主犯」になることもあります。歯の咬合に影響を与えず、目立たない程度の適度な突出口は個性的な外見をさらに引き立たせます。

　一方、目につく程に突き出た口元はどこか洗練されていない印象を与え、いつも怒っているように見えるため相手に誤解されたりもします。突出した口元は顔全体に影響を与えます。

　口周辺に影ができほうれい線が深くなり、視覚的には下顎が相対的に後退しているように見え、鼻先は実際より低く見えます。外見に敏感な若者にとって、突出口はコンプレックスになり得ます。

　突出口は特に韓国や中国などのアジア各国や東南アジアで多く発見されます。そのため、セットバック手術は韓国でもよく施行されている手術です。需要が多いため技術が発達し手術時間も徐々に短縮され、私の基準では1時間から1時間30分で縫合まで全ての過程が終わります。

　突出口は元々専門用語で「上下顎前突症 (Dentoalveolar protrusion)」と言い、突出口矯正のためのセットバック手術はよくASO (Anterior Segmental Osteotomy) という前方分節骨切り術という方法で手術します。

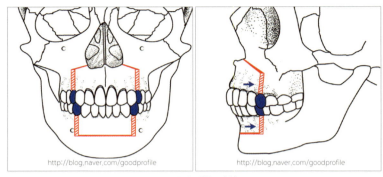

セットバック手術の方法

　セットバック手術のために、まず赤く表示されている歯を上下左右一本ずつ抜きます。第一小臼歯という1つ目小さい奥歯です。そうすると歯を抜いたところにスペースができます。垂直な赤色斜線部分がまさにそのスペースになります。そのスペースの分突出している前顎を後ろへ押し入れる手術がまさにセットバック手術です。

　この時、歯だけ抜いてすぐに後ろへ押し入れると、口が入らないですよね。そのため、口蓋粘膜を持ち上げて歯の根の方の顎骨だけでなく、口蓋骨も切ります。この過程が最も重要で難しい部分です。なぜなら、一般的なセットバック手術の場合、突出した前顎骨は口蓋粘膜からのみ血液の供給を受けていますが、この過程で口蓋粘膜が破れたりすると、前顎骨に血が届かず壊死する恐れがあります。このようになると、前顎骨がなくな

るという想像することさえ嫌な、恐らく最も恐ろしい合併症が生じます。

　そのため、骨切りする前顎骨の血行を維持することが大切なのですが、口蓋粘膜だけでは安心できないため、私の場合は歯茎の組織や頬粘膜などを生かして連結させることで、口蓋が損傷しても血行を充分に確保して前顎の壊死という深刻な副作用が生じないようにしています。

　安心してセットバック手術を受けていただけます。歯を抜いた分スペースが確保できれば、あとは押し込むだけです。押し込んでスクリューで固定します。

　セットバック手術は両顎手術よりも手術範囲が狭く手術も早く終わりますが、回復も早い手術です。短い手術時間に比べて効果はとてもドラマチックなため、患者たちの満足度も非常に高いです。

　効果の高い手術ですが、患者の立場では手術に対する恐怖や金銭的な問題などにより、歯科矯正だけで突出口を治療することはできないかと質問されることもあります。

　大概の突出口はセットバック手術が最も効果的ですが、時折歯科矯正や両顎手術で治さなければならない場合もあります。突出口の治療は患者をきちんと選別しなければなりません。全ての手術がそうですが、突出口の場合は突出の原因と程

度によって治療方法が変わり、その結果も異なります。

　一般的に典型的な突出口は歯と歯を支える歯茎の骨で構成されています。つまり、歯と歯茎の骨が同時に突き出しているのです。しかし、時折歯茎の骨は正常な位置にあり、歯だけが前に突出して口が突出口のように見えることがあります。突出というよりは、ありふれた表現で歯が出っ張っている出っ歯のことです。とにかく、外から見た時に口元が突き出ているから突出口ですね。

　この場合には歯科矯正だけで突出口の矯正が可能です。歯を両側一本ずつ抜き、矯正で押し入れたりもします。該当するケースは多くはありません。

　大概の突出口は歯と歯茎の骨が一緒に突出しています。このような場合は歯科矯正だけでは突出口を矯正できないため、セットバック手術をしなければならないのです。歯科矯正は歯の配列を変える治療であり、歯茎の骨を動かすことはできないからです。

　突出口の矯正のために矯正歯科で歯科矯正を受けたのに、矯正が完了した後、歯は少し引っ込んだように見えますが、全般的に突出した顔のプロフィールは大きな変化がなかったり、むしろ顔がよりぎこちなくなって結局手術を受けに来る方が多いです。歯だけが中に引っ込んで、歯茎の骨は依然として突出

したまま元の位置にあるためです。結局は歯茎の骨を入れる突出口矯正手術を受けなければなりません。

しかしこのような場合、歯科矯正の際に抜歯した1本の歯が問題になることがあります。歯科矯正だけで突出口を解決するため矯正前に両側の歯まで1本ずつ抜歯して歯科矯正治療を行なっていたら、セットバック手術が不可能になることがあります。

前述したように、セットバック手術は両側の歯を一本ずつ抜き、そのスペースに押し入れる手術です。しかし、歯科矯正をしながら既に歯を抜いてしまって、そのスペースを矯正で埋めてしまったことによりセットバック手術ができないのです。

このような場合はどのようにするのでしょうか？

歯をもう一本抜歯したり、手術がさらに大きくなったりしますが、仕方なく両顎手術を計画しなければなりません。しかし、歯がこれ以上なくなってはいけないですよね。そのため、大概両顎手術を勧めることになります。手術が大きくなるにつれて患者の苦労も増し、手術費もさらにかかるようになるのです。

そのため、突出口の治療を悩んでいる方は、歯科矯正をするか手術を受けるかについて矯正歯科だけでなく美容形成外科を訪れて精密診断を受けなければなりません。歯まで抜いて長期間歯科矯正をしたのに、顔のプロフィールが気に入らなく

て手術をしようとしても、既に抜歯をしたせいで手術ができないケースを何度も見てきたからです。結局両顎手術を受けたり、手術を諦めて生きなければならないのです。一度で効果的に突出口を矯正したいなら、正確な診断と適切な手術方法を見つけなければならないということを忘れないでください。

Chapter 03

両顎手術後の副作用
噂か？真実か？

両顎手術を受けた女性が死亡したという
ニュースが全国を騒がせました。
その後
両顎手術は絶対にしてはならない手術
人の命を奪う恐ろしい手術に
なってしまいました。
両顎手術の怪談
どこまでが本当で
どこまでが偽りなのでしょうか？

1章
両顎手術は命がけで受ける手術?

　数年前、美容形成外科と歯科を問わず、両顎手術や顔面輪郭手術に対する医療事故や死亡事故がマスコミに注目されたことがあります。顔の骨の手術中の死亡は確かに珍しいことです。決められたマニュアル通りに正確に正道を守って手術をすれば、絶対に発生しないことです。

　それにもかかわらずこのような不祥事が発生した原因は、出血過多による低血圧性ショックが原因です。顔面輪郭や両顎手術は出血過多を引き起こす可能性のある血管が繋がっており、予期せぬ出血が発生した際にはすぐ出血を止められそうに思いますが、実際はとても難しいです。解剖学的な知識が豊富で手術経験が多くなければなりません。なぜなら、全ての手術が口腔、すなわち口という狭小なスペースで行われるからです。

また、患者全員が顔の構造が異なります。教科書で見た図の通りにぴったり位置していないだけでなく、様々な骨組織と軟部組織で隠れていて視野を確保するのが難しいです。つまり、執刀医が手術経験が少ない場合は出血の原因を止めることができず、むしろ周りの組織に損傷を与えて出血と腫れは益々酷くなり、深刻な場合は死亡にまで至るのです。そのため、顔面輪郭や両顎手術時の出血はとても危険です。

　もちろん、経験の多い医師たちはあらかじめ損傷し得る血管を全て保護するための措置を取ってから手術をします。つまり、出血事故が起こることはほとんどないということです。万が一、血管が切れて出血が生じた場合には、大量出血を引き起こす各血管別に止血する方法が存在します。

　世間に広がっている噂によると、両顎手術は出血が多くて必ず輸血をしなければならず、ある病院ではあらかじめ患者の血液を採取して自己血輸血をすることを誇らしげにマーケティングに活用しているそうです。

　私の場合は両顎手術の際に出血を引き起こすかもしれない血管及びその他の組織をあらかじめ保護して手術を行っており、出血が予想される手術過程の場合は出血を最小化できる手術方法を開発し出血を最小化し、これまで両顎手術の際に輸血をしていません。このような手術方法及び出血データなど

を論文にまとめて国際学術誌に発表しました。

　出血が少なく輸血をしないということは、最近の死亡事故の直接的な原因である出血過多の防止という重要な意味以外にももう一つ重要な意味があるのですが、それがまさに「回復が早い」ということです。つまり、出血が少ないということはその分組織に傷を与えないということであり、これは痣ができずに腫れを最小化して回復が早いということを意味するため、非常に重要なポイントです。

　無輸血両顎手術と両顎手術時の出血について研究したデータが含まれた論文が口腔顎顔面外科学の権威ある国際学術誌SCIジャーナルであるJournal of Oral and Maxillofacial Surgery (JOMS) にも採択されました。このジャーナルはアメリカの顎顔面外科医（AAOMS/ American Association of Oral and Maxillofacial Surgeons）たちの集まりが発刊するジャーナルで、この集まりには顎顔面形成外科医だけでなく口腔外科医、耳鼻咽喉科医まで多様な医師が集まった非常に大きな団体です。

　この集まりが発刊するジャーナルは、顎顔面分野では最も権威のあるジャーナルの一つとして知られています。

　論文の内容を簡略にまとめてみると、上顎を入れる両顎手術は出血がより酷いことで知られており、上顎を入れる両顎手

術と上顎を入れない両顎手術の出血量を正確な血液データを通じて比較し、また両顎手術時の輸血は必ず必要なのかどうかについて分析しました。

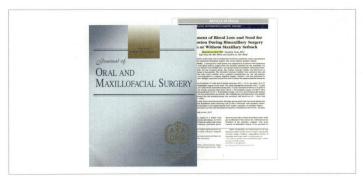

- Assessment of Blood Loss and Need for Transfusion During Bimaxillary Surgery With or Without Maxillary Setback
 [Journal of Oral and Maxillofacial Surgery 71(2): 358, 2013]

　結論として両顎手術の際に上顎を入れる段階で出血は少々酷かったものの、結果的に上顎を入れる両顎手術でも入れない両顎手術でも輸血する程の出血はなく、よって輸血する必要はないという内容です。

　両顎手術時の一般的な出血は、やむを得ない現象です。ただ、このような出血を最大限減らして輸血をしない方向で両顎手術を行ったなら、より一層安全な両顎手術になるでしょう。実際、無輸血両顎手術は手術段階が減って手術時間が短いだけでなく、血管と組織の損傷が少ないためその分痣と腫れが少な

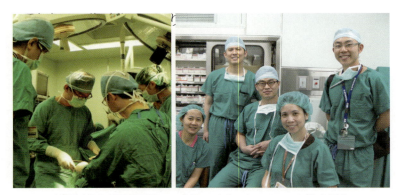

台湾長庚記念病院研修当時Dr.Lo教授とレジデントチームメンバーと撮った写真

　台湾の長庚記念病院での研修当時に担当教授だったDr. Lun-Jou Loは、いつも私が両顎手術を終えると出血量がいくらだったかと聞きストレスを与えてくれました。

　その時のそのストレスによって今の出血を最小化した手技を習得するようになり、輸血をしない無輸血両顎手術をするようになりました。先日韓国を訪問された際にこの論文について話しながら「あの時ストレスを与えていただき感謝しています」と伝えると、大笑いされていました。

2章

両顎手術後
下唇と下顎の感覚がありません

　両顎手術の際に損傷を受ける可能性がある神経は、代表的に2つあります。もちろん様々な神経が損傷を受ける可能性はありますが、実際日常生活に不便を与える、所謂「副作用だ」と言える程の問題となる神経は2つです。まさに「下歯槽神経」と「顔面神経」です。

　1つ目は、両顎手術の際に最もありふれた副作用としてニュースや新聞などマスコミでよく言及される下歯槽神経の損傷です。エラ削り手術やオトガイ形成術の際にも損傷すると数回お話ししました。数年前に某女性タレントがTVのトークショーに出演して両顎手術を受けた状況を説明し、ヨダレを垂らしてもご飯粒が顔に付いても分からないという話が話題になりました。まさにこの神経です。そのため最近では、両顎手術を受けると当然感覚がなくなると思っている人もいます。しかし実はそ

うではありません。

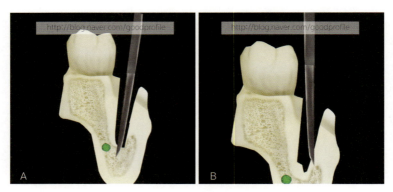

両顎手術の際に下顎手術を行う過程:下顎骨を薄く2枚の板に割く時、その中を「下歯槽神経」が通ります。この神経は下唇及び顎の感覚に関与しています。

　私が今までの手術法とは異なる方法を考案して、下歯槽神経損傷を画期的に減らした新しい手術法を開発しました。まさに、Manual Twist Techniqueという手術法で、国際学術誌 [SCIジャーナル]であるBritish Journal of Oral and Maxillofacial Surgeryにより認定を受け、掲載されました。この手術法の開発により、両顎手術の際の下歯槽神経損傷による下顎骨の感覚低下という副作用については、心配する必要なく両顎手術を受けることができるようになりました。

　両顎手術を受けなくてはならない患者が間違った診断によりエラ削り手術を受けて効果がなく、両顎手術をまた受けるケースが多いです。

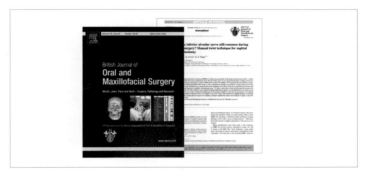

- Is injury to the inferior alveolar nerve still common during
orthognathic surgery? Manual twist technique for sagittal split ramus osteotomy
[British Journal of Oral and Maxillofacial Surgery 56 (2018) 946–951]

　この場合、下歯槽神経の損傷の確立が高くなりますが、このようにエラ削り手術が両顎手術の際の下歯槽神経損傷に及ぼす影響及び予防について、私が国際学術誌に論文を掲載しました。

　形成外科学の最も権威ある学術誌である Plastic and Reconstructive Surgery[PRS]に、私が第1著者として作成した「エラ削り手術が両顎手術時、下歯槽神経損傷に及ぼす影響」という論文によると、一般的に初めて両顎手術を受けた患者の場合、下歯槽神経の損傷頻度は1.6%である反面、過去にエラ削り手術を受けた患者は両顎手術の際の下歯槽神経の損傷頻度が11.5%と有意に高く現れました。以前にエラ削り手術を受けた患者の場合、再度両顎手術を受ける時には副作用である

神経損傷の頻度が増加するということです。このような内容と併せて、予防法も提示しました。

つまり、もうどんなケースでも神経損傷という副作用について、心配なく両顎手術を受けることができます。

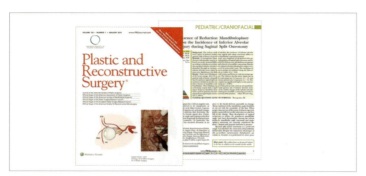

- The Influence of Reduction Mandibuloplasty History on the Incidence of Inferior Alveolar Nerve Injury during Sagittal Split Osteotomy
 [Journal of Plastic, Reconstructive & Aesthetic Surgery 131(2): 231, 2013]

両顎手術のみならず、どんな手術でも正確な診断が最優先で施行されなくてはなりません。正確な診断を得るためには全ての分野の手術を執刀することができ、精通した医師に診断を受けなければなりません。

全ての種類の手術に精通した医師であることで、正確な診断と併せて、その診断に合った正確な手術が可能であり、間違った手術を受け、再手術を受けたことで発生する副作用及び経済的な負担からも避けることができるようになります。

3章
両顎手術後
顔面麻痺になりました

　両顎手術の際に損傷を受ける可能性のある神経は、代表的に2つあるとお話しました。まさに下歯槽神経と顔面神経です。

　先立って下歯槽神経は下唇と下顎の感覚に関与し、経験豊富な医師の場合は損傷しないノウハウがあるので心配しなくてもいいとお伝えしました。

　両顎手術の際に損傷し得る神経の内、2つ目は顔面神経です。顔面神経は、私たちの顔の表情を担当する神経です。感覚神経ではなく運動神経です。顔面神経が損傷すると、顔面麻痺になります。よく韓医学では「口眼喎斜」とも呼ばれています。

　私が長庚記念病院で両顎手術の研修を受けていた当時、今でも忘れられない日があります。金曜日の午前中から始めた両顎手術と下顎手術を含めた計4件の顎矯正手術を深夜1時過ぎに全て終え、宿舎に戻って土曜日の朝まで幸せに寝ていまし

た。その時、チーフレジデントから電話がかかってきました。

　前日に両顎手術を受けた一人の患者が顔の片側が完全に顔面麻痺になったということでした。飛び起きて急いで病院に行ってみると、実際に患者の片方の顔が全く動いていませんでした。

　口を閉じることも、目を閉じることも、額にシワも作れない典型的な「complete facial palsy」、完全な片側の顔面麻痺が生じてしまったのでした。瞬間的に眠気が覚めて目の前が白くなったあの時の気分は、恐らく体験したことのない方は全く理解できないでしょう。

　探してみたら、このような顔面麻痺は以前にも世界的にいくつかの論文を通じて報告されたことがありました。報告された論文を検討してみると、「全員6ヶ月以内に回復した」ということでした。そのため、その患者も回復するのを待ちながら、教授の勧めで今まで長庚記念病院で行った両顎手術の内、顔面麻痺が生じたケースを集めて論文を書くことにしました。長庚記念病院で両顎手術後に顔面麻痺が発生した計6人の患者を全員レビューし、顔面麻痺のメカニズムと結果、及び予後に関する内容を分析し、両顎手術を行う全医師が教科書のように見ることができるように詳しい内容の論文を書くことにしました。

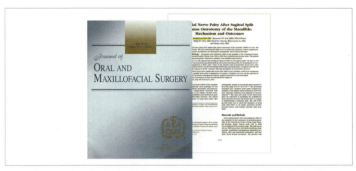

- Facial Nerve Palsy After Sagittal Split Ramus Osteotomy of the Mandible: Mechanism and Outcomes
  [Journal of Oral and Maxillofacial Surgery 68(7): 1615, 2010]

　この論文はJOMS (Journal of Oral and Maxillofacial Surgery) という顎顔面外科学の最も権威あるジャーナルに掲載されました。

　私の研究によると、下顎手術（俗に言うBSSOまたはSSRO）後に0.1%が顔面麻痺になり、一人を除いた全ての患者は6ヶ月になる前に回復したという内容です。回復していない一人も、一部分だけが回復しないケースです。

　私はいつも手術の前に患者さんにお伝えします。とても稀に麻痺が起たとしても回復するから心配しなくても大丈夫だと。

　先立って両顎手術の際に発生し得る神経損傷として下歯槽神経の損傷による下顎の感覚低下と顔面神経の損傷による顔

面麻痺について説明しました。

　もちろん、両顎手術の際に神経が押されたり局所麻酔剤などの影響で一時的な麻痺或いは感覚低下が起きたりすることはありますが、「きちんと」手術が行われたなら、永久的な運動障害や感覚消失は起こりません。

　あり得ない手術の実力で、それこそしっかり顔面神経を故意に切らない限り、私が書いた論文からも分かるように「きちんと」手術を受けたなら、顔面部に感覚低下や麻痺症状が生じても改善する副作用として6ヶ月以内に全て回復するので、安心してお待ちください。

4章
手術後
鼻が広がりました

　一時、ケーブル放送の『メイクオーバーショー』でドラマチックに美しくなった出演者たちを見て、両顎手術はかなり人気を集めました。酷いしゃくれ顎や顔面非対称の顔が正常に戻ったのはもちろん、その上芸能人のように小さく立体的にもなったので、これを「両顎手術の魔法」だと思ったのでしょう。

　しかし、出演者たちが手術した項目を詳しく見ると、両顎手術だけでなく輪郭手術、目と鼻の美容整形に脂肪移植まで含まれるケースが多いです。そのため、プロフィールだけが変わったわけではなく、目も大きくなり鼻も高くなったのです。決して両顎手術だけでは出演者たちのような変化を期待することはできません。

　両顎手術後に鼻が高くなった『メイクオーバーショー』の出演者たちと違い、一般的に両顎手術だけを受けた患者は、むし

ろ鼻が平たく広がる副作用を訴えることが多いです。

顎の矯正手術を受けたのに、なぜ問題のなかった鼻が広がるのでしょうか？

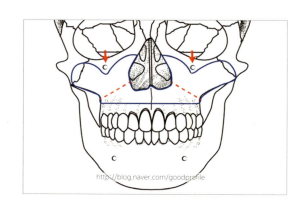

写真を見ると、赤色点線が両顎手術の内、上顎の骨切り線です。

このように骨切りして再配置するためには骨を露出させなければなりませんが、この過程で骨に付いている筋肉や骨膜などを持ち上げます。写真の黒色ラインの内側の部分は全て持ち上げられます（矢印が指す部分は感覚を担当する神経です）。

その上、鼻の穴と鼻の底まで持ち上げることになります。つまり、鼻翼の部位を含んだ部分、鼻の全長の下の約1/3が持ち上げられることになるのです。この時、鼻を正しい位置に留める役

割をする靭帯も全て持ち上げられます。そうすると当然両顎手術後に何の措置も取らない場合は、鼻が横へ広がる現象が起こります。

　そのため、両顎手術の経験のある専門医なら各自が鼻を固定するノウハウを持っているはずです。私も台湾の長庚記念病院の師匠であるDr. Loから教えてもらった方法を使っています。私が台湾研修前に使っていた方法は鼻の広がりを予防できますが、鼻先が上がってしまう現象、つまり豚鼻になるというデメリットがありました。研修後に新しく学んだ方法を使ってからは鼻の広がりだけでなく鼻先が上がってしまう現象もなくなり、患者たちの満足度が高いです。

　両顎手術後に生じる鼻の広がりは手術の過程上避けられない現象ですが、実力と経験を備えた執刀医なら、鼻の広がり防止のノウハウがあるので心配しなくても良いと思います。私は時折ケースによっては全体的に直接鼻を施術してあげたりもします。これは私が形成外科医だから可能なことです。口腔外科医と差別化できる特徴の一つでもあります。

　私は形成外科医であるため、時折両顎手術と鼻の美容整形を一緒に受けることはできないかという問い合わせがあることもあります。一度にドラマチックに変身したいし、どうせするなら苦労も一度で終わらせたいという気持ちも理解できます。

しかし、両顎手術と鼻の美容整形は同時にはできません。

　まず、両顎手術の際は麻酔チューブを鼻に入れます。つまり、鼻に挿管をするため鼻の美容整形ができません。もちろん両顎手術が終わってチューブを抜いてから鼻の手術をすればいいのではないかと反問される方もいらっしゃいますが、全身麻酔でチューブを抜いて目を覚ました時に酸素など呼吸を円滑にするためのマスクも着用しなければならなく、もしこの過程をせずに鼻の美容整形をしたとしたら、永遠に目が覚めない恐れもあります。

　そして両顎手術をすると、顔の形が以前と異なります。以前はしゃくれ顎のせいで低く見えていた鼻が、腫れが引いて回復すると、高く見えることもあり得るのです。これは両顎手術だけではなく、顔面輪郭手術にも該当することです。顔が細くなったり小さくなったりして、鼻の高さや鼻の形が相対的に変わって見えることがあります。

　そのため、両顎手術後にプロフィールが完全に安定してから、その後に鼻の美容整形をするかどうかを決めても遅くはありません。全ての手術には順序というものがあります。順序に従って「原則」を守って手術を受けることで、安全で後悔のない結果を得ることができます。

5章
しゃくれ顎が
再発しました

　酷いしゃくれ顎で両顎手術を受け、とても満足していた患者がいます。手術後1ヶ月程過ぎた時点で状態を確認するために来院したのですが、その時にその方が言った言葉が、両顎手術前後の患者が経験する心理的な恐怖を反映しているようで印象的でした。

　「先生、確かに手術は成功したのに、寝て朝目が覚めると、昔のように顎が伸びているのではないかと心配になります。」

　ピノキオの鼻でもないのに切り取った顎が果たしてまた伸びるなんて、あり得ない言葉のようですが、あり得るお話です。

　私も今まで数多くの両顎手術をしてきましたが、2人の患者が再発し、これによって再手術をした経験があります。しゃくれ顎の患者でしたが、手術は成功し、手術直後に撮ったレントゲン写真上でも、私も患者も結果に満足していました。ところ

が、約6ヶ月後に徐々に顎がまた元の位置に戻り、結局再手術をしなければならなくなったのです。

顔面非対称やしゃくれ顎手術、つまり両顎手術後によく長期的に起こる副作用がまさに再発或いは回帰です。私が1年間専任医として働いていた両顎手術の世界的聖地という長庚記念病院（ChangGungMemorialHospital）でも、再発率はおよそ20％と考えております。

20％の患者が再発するという意味ではなく、患者ごとに20％、つまり10mm入れると2mmは再び出てくるという意味です。様々な論文を見ても、この程度の再発は起こるものと報告されています。しゃくれ顎ではなく、下顎後退で下顎を前へと引き出す手術も同様に再発します。

もちろん、手術する医師たちなりに各自再発を防止するノウハウがあります。最もよく行われるのは「過矯正」です。ある程度の経験がある医師なら過矯正は必須だということを知っていて、実際に手術もそのようにされるでしょう。手術時に20％をより入れるのです。しかし、患者によって再発がより発生したり、然程発生しなかったりします。そのため最も重要なのは、両顎手術中の医師の判断です。どの程度顎関節を合わせるか、そしてどんな状態で骨切りした顎骨を固定するかにより、手術後の結果だけでなく手術後の再発に大きく影響します。

私も詳しく述べるのは難しいですが、私だけの再発防止のノウハウがあります。両顎手術の単純な手技は教科書や先生から学ぶことができますが、言葉では説明できないノウハウは数回の試行錯誤と経験を通じてのみ得ることができます。

　再発と回帰を予防するには、手術に劣らず手術後の管理も重要です。特に顔面非対称の患者は顔の全ての組織や骨だけでなく、筋肉を含む全ての軟部組織が非対称に合わされています。両顎手術をして骨を元の位置に戻しても、全ての組織が数十年間固定されていた本来の位置、つまり非対称の時の位置に戻ろうとする性質があります。手術後に以前の位置に戻ろうとする組織を正すために、矯正科と形成外科が頭を合わせてゴムや矯正装置などを利用して再発を防止する努力をするようになります。

　この時、患者は病院が提供する付加的な治療法と生活遵守事項にきちんと従うことで、最後まで良い結果を得ることができます。

　両顎手術後にある程度の再発もしくは回帰症状は発生することがありますが、手術前の計画と手術中の執刀医のノウハウ及び手術後の管理によって左右されるため、手術後も最後まで責任感を持ってケアする病院、実力と経験の豊かな専門医を選択してください。

6章
セットバック手術後 老け顔になりました

　美しい女優の横顔を見ると、共通して厚みのある額、すらりと高い鼻、そして奥に入っている口元。この全てのポイントが自然に流れるように繋がっています。特に鼻先と顎先をつなげた仮想の線であるエステティックライン（Esthetic Line）より口元が入っていることで美しいプロフィールだと考えられます。

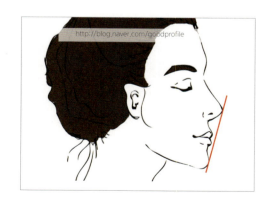

しかし、数mmの僅差で美女から老婆になることもあります。口を奥に入れすぎたあまり顔のバランスが合わず、ぎこちなく老けて見える可能性があります。

　セットバック手術も両顎手術と同様、形成外科医と矯正科専門医が一緒に協力診断します。形成外科専門医が手術方法を決め、矯正科医との協力診断で何mm入れて出すかについて詳しい計画を立てます。そしてそれに合わせてウェイパーというプラスチックの型を作り、それに合わせて形成外科医が手術を行います。

　しかし、問題は矯正科の先生たちは主に骨の写真を見て標準に合わせて手術計画を立てるということです。しかし口が突出して見えるのは骨だけでなく、鼻や顎の形、突出した程度によって異なって見えることがあり、口周辺の軟部組織もまた重要な役割をします。これを総合的に突出程度を判断しなければなりませんが、これは全体的に手術を行う形成外科医の仕事です。

　従って、私のような場合も数多くのセットバック手術をしていると、手術計画の通りにしたらとても入り過ぎてしまう、つまり過矯正になることが予想され、若干修正することが多いです。いや、大部分だと言っても過言ではありません。しかし、手術中にウェイパーという型に合わせて手術を行わなければならな

いため、手術計画を変えて手術をすることは容易ではありません。

　形成外科専門医の柔軟性が求められるだけでなく、経験とノウハウが発揮される部分です。ほんの僅かな差で美女になれるか、老婆になってしまうかが分かれるのです。

　このようにセットバック手術を受けてほうれい線が深くなり、老け顔になり、歳をとっているように見えてしまう副作用を予防するために、私が開発した方法が回転セットバック手術です。回転セットバック手術(RASO; Rotational Anterior Segmental osteotomy)は前上顎骨を全体的に後ろへと押し入れるのではなく、その位置で回転をかける手術法です。このようにすることで老け顔を予防することができます。

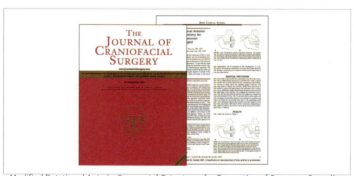

- Modified Rotational AnteriorSegmental Osteotomy for Prevention of Common Complication (Aged Appearance) Accepted for publication February 14, 2018.

　この手術法は頭蓋顔面外科学において権威ある国際学術

誌 (SCIジャーナル)である Journal of Craniofacial Surgery で発表されました。この回転セットバックは顔のプロフィールを矯正することができるため、突出口のみならず平坦なプロフィールを矯正する両顎手術の代わりに使用することもできる、とても有用な手術法です。

セットバック手術後は視覚的に老け顔になってしまうことがありますが、実際に歯や顎骨が壊死して本当の老け顔になることもあります。

セットバック手術の方法は先に説明したように歯を抜き、その隙間から突出した前顎部分を上または下顎から完全に分離します。そして分離しながらスペースをもう少し作り、このようにしてできたスペースに突出した前顎骨を押し込みます。

完全に分離した前顎骨は、口蓋粘膜によってのみ血が供給されます。もちろん私の場合は安全のために歯茎と頰の粘膜によって追加的に血液供給ができるようにします。このように口蓋粘膜が最も重要な血液を供給する組織になりますが、この組織が手術をする過程で傷ついたら、血が通りません。

その結果、前顎骨が壊死します。この場合は対策がないため、セットバック手術の中で最も致命的な副作用として挙げられます。

台湾の長庚記念病院での研修時代の師匠であるDr. Lo教

授から私は唯一、一度大声で叱られたことがあります。もともと聖人君子のような方なので、私がその方に大声で叱られたと言うと、その方を知っている教授や友人はそんなはずがないと言います。それ程物腰の柔らかい方なのですが、激怒した理由が他ならぬセットバックのせいでした。

両顎手術の際に時折セットバック手術を同時に行うことがあります。上顎であれ下顎であれ場合によっては一緒にすることがありますが、このような場合は顎を4片または5片に分けます。このように顎骨をいくつかの片にすること自体は難しくありません。しかし、そのような顎骨1片ずつが生き残るためには、血が巡らなければなりません。

つまり、血行が維持されなければなりません。血行を維持するためには、軟部組織と肉がしっかりとくっついて繋がっている必要があります。粘膜などの軟部組織に血管があり、その血管を通じて血が供給されます。

Dr. Loから怒られたその日も、両顎手術とセットバック手術を同時に行っていました。教授が見ている時に手術をしていて、つい私が血行に重要な軟部組織を破ってしまう傷をつけてしまいました。

最初は落ち着いて私に気を付けなさいと仰られましたが、「あ!」という瞬間、また軟部組織を破るや否や、急に教授から大

きな声で怒られました。

"BK, Be careful! I told you"

今もそのお言葉を生々しく覚えています。

ここでBKはボンギュン。私のことです。どれ程背中を冷や汗が流れたか……　教授に叱られたせいではなく、もしかしたらその軟部組織の傷によって骨片への血液供給が減って骨片が壊死した時の患者を思うと、冷や汗が流れるしかありませんでした。

今はこのように両顎手術と一緒にするセットバック手術であれ、単なるセットバック手術であれ、粘膜剥離過程にもノウハウができて、絶対に傷がつかず血行に問題が生じないように手術をしています。

私だけでなく、セットバック手術をする全ての医師たちが各々のノウハウで組織に傷を与えず血行に影響を与えない、結果的に安全で完璧な手術結果を出していると思います。ですので安心して手術を受けてください。

事　例

1章

両顎手術と輪郭手術を同時に、顔の骨の複合手術

名前：カン・ミンヒョン　　年齢：27歳/男　　症状：しゃくれ顎、頬骨突出、広い下顎
手術の種類：両顎手術、Vライン手術（T字型骨切りオトガイ形成術+エラ削り手術）、頬骨縮小術
手術時間：3時間20分

　　両顎手術はプロフィール、すなわち顔の横顔の変化を主にもたらし、顔面輪郭手術は凸凹で広い正面の顔の輪郭を整える手術です。

　そのため顎の機能を整えてプロフィールを改善する「両顎手術」と、正面効果と美容的効果を得るため「顔面輪郭手術」を同時に行ったりもします。つまり、両顎手術と同時にスリムで立体的な顔を作るためにエラ削り手術、オトガイ形成術、頬骨縮小術などを一緒にすることがあります。

　カン・ミンヒョンさんは下顎が出ていて、下の歯が上の歯より

出ている典型的なしゃくれ顎でした。皿形に窪んでいて、顔が長く広く見えるプロフィールです。しゃくれ顎矯正のための両顎手術と広い下顎を改善するためにVライン手術、つまりT字型骨切りオトガイ形成術とエラ削り手術を同時に行いました。さらに、頬骨まで目立っており、頬骨縮小術も行いました。

　手術は両顎手術が1時間45分、Vライン手術（T字型骨切りオトガイ形成術+エラ削り手術）が55分、頬骨縮小術が40分で、合計3時間20分所要しました。

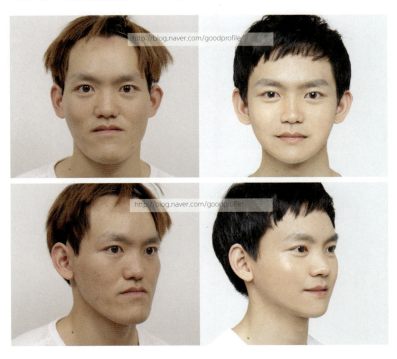

カン・ミンヒョン患者 手術前（左）/手術後（右）

大きな手術で、種類も多く、最近執刀した中で最も長時間の手術でした。手術が終わるとくたくたになりました。手術前後のレントゲンを見てみましょう。

　上の歯より出ていた下の歯が上の歯の後ろに入り、正常咬合を取り戻しました。そして顔のプロフィールが矯正前の皿形からふっくらした形に変わりました。このようにふっくらしたプロフィールを「立体的」と表現します。

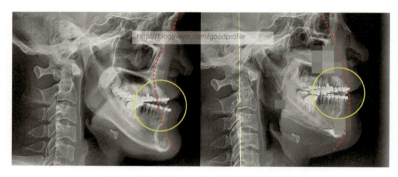

カン・ミンヒョン患者 側面レントゲン 手術前（左）/手術後（右）

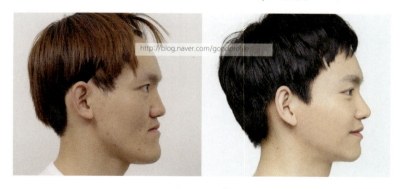

カン・ミンヒョン患者 手術前（左）/手術後（右）

矯正前は顔の中心軸が左に曲がっている、すなわち顔面非対称でしたが、矯正後には中心軸が真っ直ぐに合わされました。つまり、顔面非対称が矯正されていることが分かります。

　次の写真はパノラマ写真です。矯正の前と後を比較してみると、両顎手術だけでなくVライン手術、つまりエラ削り手術とT字型骨切りオトガイ形成術で顎が確然に小さくなり、スリムになったことが確認できます。

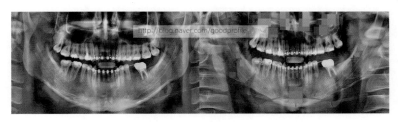

カン・ミンヒョン患者 パノラマビュー 手術前(左)/手術後(右)

　一般的に両顎手術一つだけでも大きな手術ですが、そこに顔面輪郭手術まで一緒に行うと言うと、心配に思われる患者も多いです。別々にする場合でも非常に高難度の手術なので、一緒にすると手術時間が長くなるにつれて出血量が多くなり、輸血が必要な場合が生じたり、危険性がさらに増加したりするのではないかと心配になるかと思います。

　熟練した医師でないと、そうなるかもしれません。実際に両顎手術や顔面輪郭手術の際に出血過多によって生じた医療事

故がたびたびニュースで報じられたりもします。そのためか、顔の骨の手術をする時に輸血は当然必要だと思っている患者もおり、時折両顎手術をする際に自己血輸血をするのか、他人の血を輸血するのかを聞く方もいます。或いは手術時に自己血を輸血すると誇らしく広告している病院もあります。

　私は両顎、顔面輪郭手術時の出血を最小化して輸血をしません。これまで輸血なしに手術を成功させてきたし、輸血が必要ない両顎手術方法、すなわち「無輸血両顎手術」で国際学術誌に論文掲載もしました。

　実際、両顎手術だけでなく顔面輪郭手術時の死亡事故の最も多い原因は出血過多です。出血過多は予想外な、触ってはいけない太い血管を傷つけたり、手術時間が長くなると生じる場合があります。

　手術の際に絶対損傷してはならない血管が損傷すると大量出血に繋がりかねないため、経験の多い院長であれば、あらかじめこのような血管の位置を確実に把握して損傷しないように保護措置を完璧にして手術を行います。

　それにもかかわらず予想外に血管が損傷して出血過多が生じたら、迅速かつ正確に輸血しなければなりません。もちろん口の中という狭いスペースで行わなければならないため、経験が多くない場合は決して容易ではありません。

出血過多のもう一つの原因は、長い手術時間です。先日、両顎手術による死亡事故のニュースがありましたが、手術時間が10時間半だったそうです。その時間の間、切開創を通じて出血が続いたのです。大概両顎手術は2～3時間で完了する手術であることを知っておいていただきたいです。

　カン・ミンヒョンさんの場合、不正咬合と酷いしゃくれ顎などの機能的な問題以外にも、広くて長い下顎や大きな頬骨など全体の顔の形に対するコンプレックスがありました。そのため、顔の機能の回復と共に美容的な改善も一緒に希望されたのですが、手術後の結果に患者もとても満足していました。

2章

両顎手術、
顔のバランスを担っている

名前：イ・スヨン　　年齢：22歳/女　　症状：顔面非対称
手術の種類：両顎手術、オトガイ形成術　　手術時間：2時間20分

　最近、団体で写真を撮る時に「モラジュギセルカ（周りの人たちが変な顔をして1人をより素敵に見せる）」が流行りですね。周りの人たちが口を歪め、或いは目を左右ちぐはぐにしたり顔を歪めたりして、ただ1人だけの外見を際立たせることです。私たちは無意識に頭の中で顔が左右対称で額、鼻、顎が黄金の比率だったら綺麗で好感の持てる顔、口が歪んでいたり顎が中心から外れていたりすると好感の持てない顔だと決めつけているようです。

目鼻立ちが曲がって見える場合、大半は顎や顔の骨がずれている顔面比対称が原因である可能性があり、これは両顎手術を通じて整えることが良いです。

　顔面非対称が酷いイ・スヨンさんのレントゲン写真を見てみましょう。顎先が右側に大きくずれている顔面非対称です。上顎の歯の中心線と下顎の歯の中心線(赤色線)を合わせてみると、完全にずれています。

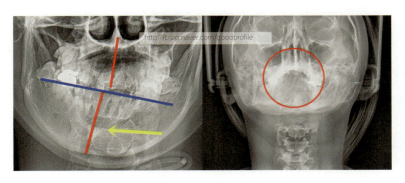

イ・スヨン患者 手術前 レントゲン(左)/ウォーターズビュー(右)

　咬合面(青色線)も水平ではなく傾いています。上顎と下顎共に非対称による顔面非対称で矯正が必ず必要なケースです。

　下から見ても下顎が完全に右側に曲がっています。イ・スヨンさんは顔面非対称を矯正するために両顎手術とオトガイ形成術を行いました。所要時間は両顎が2時間5分、顎先が15分

で合計2時間20分かかりました。手術後、非対称は果たして改善されたのでしょうか?

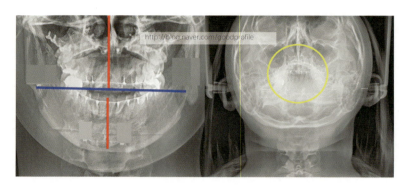

イ・スヨン患者 手術後 レントゲン(左)/ウォーターズビュー(右)

上顎の歯の中心線と下顎の歯の中心線(赤色線)が垂直に一致します。歯の咬合面(青色線)も水平を取り戻しました。

顔の中心線がきちんと合って左右が正しい対称の顔になりました。

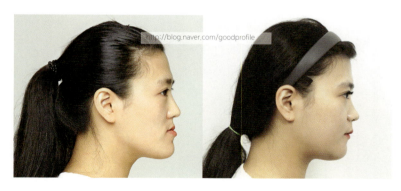

イ・スヨン患者 側面 手術前(左)/手術後(右)

側面写真を見ると、下顎がきちんと入ってふっくらした形の顔の横ラインが作られました。

パノラマ写真で手術前と後を一目で比較してみましょう。

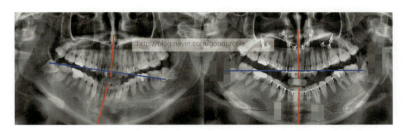

イ・スヨン患者 パノラマビュー 手術前（左）/手術後（右）

ぱっと見ても右側へと酷く曲がっていた患者の顔の中心線が手術後には中心に位置しながら、曲がっていた顎と歯の噛み合わせも正しい位置に来たことを確認することができます。次は顔面非対称矯正前後写真です。

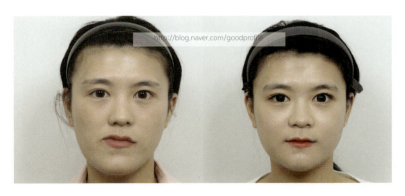

イ・スヨン患者 正面 手術前（左）/手術後（右）

両顎手術で矯正できる症状は様々です。その中で私は、顔面非対称を矯正することが最も難しいのではないかと思います。顔の非対称を正すためには、曲がった顔の骨だけでなく、骨についている筋肉や皮下脂肪、皮膚などの軟部組織まで考慮して手術計画を立てなければならないからです。各々軟部組織の性質が違うため、手術後の正確な結果を予測することは容易ではありません。

　しかし、正確な骨の手術は顔面非対称を正す最初の段階であるため、失敗なく行わなければなりません。他の手術も同じですが、顔面非対称矯正のために両顎手術を考慮すると、顔に対する解剖学的知識が豊富なだけでなく、手術経験が多く結果の誤差を最大限減らせる専門医に任せてください。

3章

小下顎症を伴う睡眠時無呼吸症候群両顎手術で治療

名前：チェ・ウンア　　**年齢**：23歳/女　　**症状**：下顎後退、睡眠時無呼吸症候群、いびき
手術の種類：両顎手術、オトガイ前進術　　**手術時間**：2時間35分

　チェ・ウンアさんは、寝る時のいびきが酷すぎて睡眠時無呼吸症候群まで患っていたため、いつも良質の睡眠を取ることができませんでした。これを治すために大学病院の睡眠クリニックに行って両顎手術しか治療方法がないという話を聞き、教授から私を紹介されて来院しました。
　全く想定外の両顎手術を受けなければならないという恐怖心から、来院前にインターネットで情報を検索したようです。カ

ウンセリング中に患者の話を聞き、両顎手術についてのデマが多いと思いました。

　彼女はしゃくれ顎のように下顎を入れる時は両顎手術が効果的ですが、小下顎症や下顎後退症のように下顎を前に出さなければならない場合は、両顎手術では効果が全くないという内容をインターネットで見たため、この手術を受けるかどうか悩んでいるとのことでした。

　もちろん顎を前に出す両顎手術は難しいです。医師のノウハウがたくさん必要です。しかし、外見的な効果だけでなく、睡眠時無呼吸症候群やいびきを解決できる程効果の高い手術です。 きちんと両顎手術をできる医師があまりいないためデマが流れるのかと思うと残念です。インターネット上を騒がせている両顎手術に対するデマを全て信じてはいけないと思います。実際にどんな効果があるのか見てみましょう。

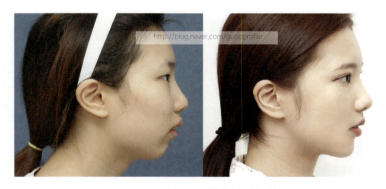

チェ・ウンア 患者 側面 手術前(左)/手術後(右)

チェ・ウンアさんは小下顎と下顎後退が共にあるケースで、オトガイ前進術だけでは効果が制限的なため、下顎を全体的に前に前進させる両顎手術と、顎先も前へと少し出すためにオトガイ前進術を同時に行いました。

　外見では「下顎後退」が目立つので、単純にヒアルロン酸注入や脂肪移植をするか、最近流行っている3Dプリンターを利用しプロテーゼを作って手術すればいいのではないかと考えられるかと思います。或いは、顎先だけ前に引き出すオトガイ前進術で手術範囲を減らすのが効果的ではないかと考えることもできます。

　しかし、チェ・ウンアさんはオトガイ前進術をするには下顎があまりにも小さく、後ろに押されています。そして最も重要なのは、上下の歯の咬合が合っていません。

　そのため、上顎と下顎を両方前に出す上下顎骨前方移動術(MMA-MaxilloMandibular Advancement)と、より外見的な効果を出すために顎先まで前に出すオトガイ前進術を同時に行うことが最も効果的だという結論が出たのです。

　レントゲン写真で気道の変化を見てみましょう。

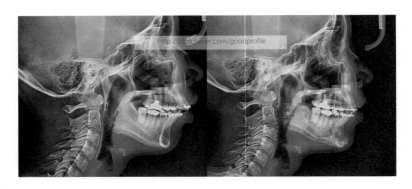

チェ・ウンア 患者 側面 レントゲン 手術前（左）/手術後（右）

　手術前の写真を見ると、気道の幅（青色点線）が狭い方です。プロテーゼだけでは解決できない問題点です。手術後には気道がとても広くなりました。また、オトガイ前進術で顎先も前に出ました。チェ・ウンアさんは手術後いびきと睡眠時無呼吸症候群も改善され、顔のプロフィールも希望通りになり満足するものになりました。患者だけでなく、私もとても満足した手術でした。下顎後退の症状は状態によって多様な手術法が適用することができます。

　機能的な問題がなく、ただ下顎だけが少し入っている場合なら、プロテーゼやオトガイ前進術だけで簡単に治療することもできます。

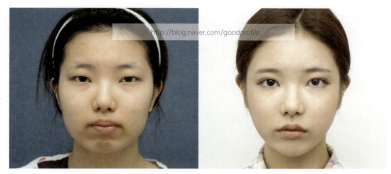

チェ・ウンア 患者 正面 手術前(左)/手術後(右)

　しかし、下顎後退によって歯や睡眠障害などの機能的な問題を伴う場合なら、上、下顎を前に出す両顎手術が最も効果的です。

　最近各分野で3Dプリンターが利用されており、一部の病院は下顎全体に3Dプリンターを利用してボーンセメントを付け加えれば小下顎症が解決するという内容をインターネットに流しているようです。

　この手術方法は睡眠時無呼吸症候群を改善するなどの機能的な改善効果も全くないだけでなく、今後年を取り骨のボリュームが減り始めた時に大きな問題が生じる恐れがあります。私が原則を強調して、長期間検証された手術のみを勧める理由でもあります。

4章
セットバック手術後 表情が生きる

名前：イ・ソルア　　**年齢**：22歳/女　　**症状**：突出口
手術の種類：セットバック両顎手術　　**手術時間**：1時間

　　イ・ソルアさんは明るく笑っていなければ知人から「怒っている」、「不満がある」とよく言われていたそうです。ただ無表情でいるだけなのに、非常に言葉には言い表せない心情だったと思います。原因は突出口のせいでした。私たちは普通不満があったり怒ったりすると、口を前に出して膨れっ面になります。突出口は常に口が前に出ているので、このような誤解を招くことがあります。

　　患者の手術前の写真を先に見てみましょう。

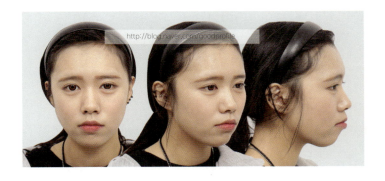

イ・ソルア 患者 手術前 写真

　どの角度から見ても突出口の所見が伺えます。実際に表情が怒っているようです。手術後の変化した姿を見てみましょう。

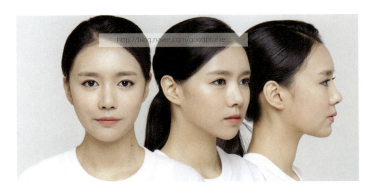

イ・ソルア 患者 手術後 写真

　手術後には突出していた口部分が引っ込みながら、膨れっ面だった表情が影も形もなくなりました。無表情ですが、口角の両端が上がって口元が生き生きして、表情が明るく見えます。

側面写真を見ると、突出口の変化がより確実に目に見て取れ、額のラインから顎先まで美人のプロフィールが完成したことが確認できます。

　セットバック手術は約1時間から1時間半程で、顔の骨の手術の中では比較的手術時間が短い方に属しますが、効果は非常にドラマチックです。

　セットバック手術の確実な効果を得るためには、まず抜歯が必要です。下の左側の写真に表示された歯4本を抜歯し、その歯が抜けたスペース分だけ上下の前方部位の顎骨を入れます。そのため、セットバック手術をASO（Anterior Segmental Osteotomy、前方分節骨切り術）と言います。次のパノラマ写真は、上下の前顎骨が後ろへと移動して抜歯したスペースが消えた様子です。

　この方は特に私が開発したおばあちゃんのような老顔現象を予防する方法である回転セットバック手術(RASO)を受けました。

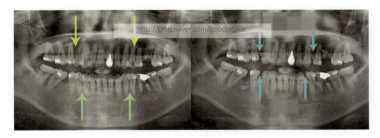

イ・ソルア 患者 正面 パノラマ 手術前(左)/手術後(右)

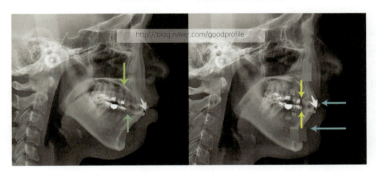

イ・ソルア 患者 正面 レントゲン 手術前(左)/手術後(右)

　手術前と手術後のレントゲン写真の変化を確認してみます。突出口は横から見た時、より確実に変化が目に見て取れます。手術前の側面レントゲン写真(左側)を見ると、歯が前へと傾いていて、口が出て見え、相対的に下顎は入り後退しているように見えます。下顎後退を矯正するためにシリコンプロテーゼを入れることもよくあります。

　手術後の写真でも抜歯したスペース(黄色矢印)が、上下の

前顎骨の後方移動により狭まり、隙間がなくなり、歯と唇が鼻よりもっと後側に位置していることを確認することができます。

　イ・ソルア患者は口が出ていて、下顎が後退しているように見える症状のために他病院にて顎先にシリコンプロテーゼを挿入した状態でした。今回セットバック手術をしてプロテーゼを除去したにもかかわらず、下顎後退症状が消え顎先が綺麗になりました。つまり、オトガイ前進術をしなくても口が入りながら、相対的に後退しているように見えていた顎先が本来の形を取り戻したのです。

　患者の状態を正確に診断し、最も効果的で適切な手術をすることがどれだけ重要なことなのか、再度確認することができた手術でした。

3部
顔面輪郭手術

Chapter 01

韓国人の顔の形
コンプレックス

就職する時も、恋愛する時も
外見が重要な
外見至上主義の大韓民国。
美人の必須条件になった
小さくてスリムな顔の形。
私たちはどうしてこんなに
顔の大きさと形に
敏感なのでしょうか?

1章

アジア人は なぜ顔の形に執着するのか？

　エラ削りと頬骨縮小手術は、東洋だけで施行されている手術です。西洋では全く施行しない手術なのです。こんな手術があるという事実さえ知らない西洋の形成外科医もかなりいることでしょう。

　私が海外研修時代にエラ削り手術や頬骨縮小術を行うと、カナダやイタリア、オーストラリアなどから来た友人たちがとても不思議がって手術を見学していたことを覚えています。さらにその友人たちが時折東洋人患者に私を紹介してくれたりもします。

　西洋ではむしろ目立ったエラや頬骨が非常に魅力的だと考えられている場合が多いです。「リース・ウィザースプーン」の発達した咀嚼筋とエラは、彼女のかわいい魅力をより倍増させています。「ジョディ・フォスター」や「グウィネス・パルトロー」のエラ

は知的なイメージを漂わせます。「スカーレット・ヨハンソン」の頬骨はかなりセクシーですよね。

　ところで、なぜ東洋では広いエラと頬骨を憎むのでしょうか？

　原因は、西洋人と東洋人の顔の形の差に起因していると思います。立体的な西洋人の顔の形に比べて、東洋人の顔は平面的です。頭を上から見た時、西洋人は頭蓋骨が前後に発達している反面、東洋人は左右に発達しています。このため目、鼻、口がある顔面も西洋人は横の幅が狭い反面、東洋人は横に広がって大きく見えるのです。西洋人は目鼻立ちもはっきりしていて、前へと突出した顔がより立体的に見えます。

　一方、東洋人は頬骨の端と端、下顎の左右の先端が顔の面積を決めるため顔はさらに大きく見え、小さな目鼻立ちは平面的な顔をさらにフラットに見せます。

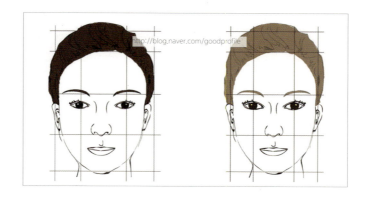

東洋と西洋の差を謙虚に受け止めて各自の個性として認識すれば良いのですが、実際は東洋での美の基準は西洋に偏っています。西洋人のように立体的で小さな顔、大きな目鼻立ちを好みます。そのため東洋で顔面輪郭手術が発達するしかないのです。

　顔面輪郭手術は韓国だけでなく、中国でも人気を集めています。中国人にとって美の象徴とされる「アンジェラ・ベイビー」や「ファン・ビンビン」の顔を見ても、スリムな卵型の顔の人気が実感できます。

　中国人の所得水準が上がって若年層の美容整形に対する認識も寛大になり、中国内でも美容外科がたくさんできています。

　しかし、美容整形手術の中で高難度に属する顔面輪郭手術や両顎手術のレベルは高くないため、独歩的な実力を備えている韓国で顔の骨の手術を受けるために韓国行きを選択する中国人は徐々に増加している傾向です。

　中国だけでなく、韓国の優れた美容整形技術がアジア内に知り広められながら、中国人をはじめ東南アジア人まで美容整形手術を受けるために韓国を訪れることは、今や珍しいことではありません。

　日々発展する韓国の美容整形技術はこの業界に身を置い

ている者としては嬉しいことですが、これによって過大な広告やマーケティング、不充分な実力で行う無理な手術など、本質を失って体だけ大きくなった美容整形業界にならないことを願っています。

　また、西洋人の美しさに憧れるより、東洋人の持つ美しさを見出して、これを誇らしく思える社会になればいいなと思います。

2章

冷めないVラインブーム

「顔はV(ブイ)ライン、

体はS(エス)ライン、とても魅力的ですね」

　自ずと体が揺れるトロット(韓国歌謡)の一節ですが、私は「Vライン」という歌詞が耳にスッと入ってきました。エラについてカウンセリングをする時、常に欠かすことのできない単語が「V(ブイ)ライン」だからです。

　エラ削り手術の際の顎の形も時代によって変化があり、流行もありました。主にその時代を代表する女優の顔の形に大きな影響を受けます。1990年代はキム・ヒソンやコ・ソヨンなど小さくスリムな卵型の顔の美女たちが大勢登場して顔面輪郭手術の本格的な始まりを知らせ、2000年代にはキム・テヒやソン・ヘギョ、チョン・ジヒョンに繋がり、小さい顔に短い顎、自然なU字型の顎ラインが人気を呼びました。

　2000年代後半にハン・イェスルやファン・ジョンウムなど、顎

先が尖ったVラインの顎ラインが流行り、このおかげでオトガイ形成術と施術が多様に発展しました。今もアイドルや女優などTVの中の美女たちの影響で小さな顔とスリムな顎ラインは相変わらず人気です。

歳月により少しずつ流行りの顎の形の変化はありますが、微細な角度の差に過ぎず、ほとんどのエラ削り手術を希望する患者たちはスリムなVラインを求めることが多いです。

特に女性は角張ったエラのせいで外見に対するコンプレックスが激しい方が多いです。角張った顎のせいで人相が険しく男性的なイメージになるため、社会生活に対する不便さを訴える方もいます。

実際にエラのせいで一緒に訪れた男女の患者がいました。女性患者は顔がエラから頬骨まで出ており、男性っぽいイメージが強かったです。頬骨手術とエラ削り手術をした結果、印象が遥かに柔らかくなり、角張った顎も自然に曲線を描く顎へと変わりながらより女性らしい印象になりました。

男性の場合も角張った顎と頬骨が少し出ていましたが、目尻まで少し釣り上がり冷たく見えながら強い印象をお持ちの方でした。社会生活でも険しく見える印象のせいでストレスを感じ、本人自身もコンプレックスを持つようになって手術をすることになったケースでした。

エラ削り手術は基本的にエラ骨切り、皮質骨骨切り、筋肉切除、バッカルファット除去の4つの手術を全て考慮しなければならない美容整形手術です。All for one（オールフォーワン）または4in1（フォーインワン）手術とも呼ばれています。完璧なVラインを作るためには、この4つを全て行うのが最も効果的です。

　最初にエラ骨切りは必ず「長い曲線」で骨切りしなければなりません。以前は二次角をなくすために3回以上骨を切ったりしましたが、手術時間が長くかかる上に周辺の軟部組織に傷がたくさんできるというデメリットがあります。最近では外部の傷跡がないように口腔内切開を通して一度の骨切りで自然に滑らかな長い曲線の顎ラインを作っています。

　2つ目に、スリムな前からの見た目を可能にする「皮質骨除去」です。顎が広がっている場合はエラ骨切りだけで大きな効果を得られますが、エラの先が内側に巻き込まれていると皮質骨も除去します。皮質骨を取り除いた後は、横顔だけでなく前から見てもスリムな姿を確認できます。

　3つ目は半永久的なボトックス効果を得る「筋肉切除」です。エラは骨が目立っている部分もありますが、筋肉が一緒に発達したケースも多いです。このような時はボトックスを通じて矯正したりもしますが、効果が制限的で短いため、続けて注射を打

たなければならないというデメリットがあります。そのため、エラ骨切りの時に発達した筋肉を一緒に除去すると、半永久的なボトックス効果を得ることができます。

　4つ目は、頰に脂肪が多く大きいならバッカルファットの除去が必須です。よく発達した頰のバッカルファットは顔をふっくらと大きく見せてしまいますが、別途に切開することなくエラ削り手術の切開創から2～3分で簡単に頰の脂肪除去も可能です。

　しかし、全てのケースで4つの手術を全部行うわけではありません。患者のエラが発達した原因が何なのか、状態はどうなのかによって4つの中で1、2個は必要ないこともあります。例えば、顎の筋肉が厚くない場合は顎の筋肉切除は必ずしも必要ではありません。頰が窪んでいる方なら、脂肪除去はしなくても良いです。

　患者ごとに異なるエラの発達原因をきちんと把握できなければ、不要な手術をすることになりかねず、時折エラ削り手術をしても大きな変化がなかったり、副作用のせいで再手術を行うケースが生じることもあります。特にエラ削り手術は口腔内切開だけで滑らかな長い曲線状に一度に切り取る程の繊細な技術が手術結果を左右するため、必ず施術経験の豊かな専門医の診断と手術を受けることが重要です。

3章

強い印象の象徴
頬骨

　ハリウッド映画の中の東洋人俳優は、ほとんど大きな頬骨と二重瞼のない左右に長い目の人が多いです。西洋人たちは東洋人のこのような容姿的な特徴をギャグや風刺の素材にしたり、漫画を描いたりする時にも必ず細長い目や頬骨を表現します。

　頬骨は「両刃の剣」です。無いと顔が地味になり、度が過ぎると印象が強くなります。頬骨が目立っているとがめつい感じがして、「この人は生きてきた人生が辛くて、苦労が顔に出ているんだな」という誤解まで呼び起こしたりもします。さらに年齢に非常に敏感で「童顔」を好む東洋では、先天的に大きく発達した頬骨を好きなはずがありません。しかし、反対に頬骨が全くなければ顔はとても平坦で、むしろ年を取ったように見えることがあります。

　頬骨の立場では多少残念かもしれません。老顔とがめつさ

の象徴となった頬骨が、実は目の下の方で適切に発達していたなら、むしろ顔に立体感を与えて、生き生きと若く見せる役割をするからです。全ての頬骨が強い印象の主犯ではないということです。

非好感のイメージを作る主犯は、まさに過度に発達した「横頬骨」と「45度頬骨」である可能性が高いです。頬骨が横に発達すると顔の輪郭が凸凹になり、頬の部位はスッと入って見えます。

また、左右の頬骨の端の部分が顔の横のサイズを決めるため、顔の面積がより大きく見えるしかありません。年を取ると肌の弾力が低下し、頬の肉が減るにつれて隠れていた頬骨がより強く浮き彫りにされて見えることもあります。

このように頬骨はどの部位にどれくらい発達したのかによって老顔になったり童顔になったりし、セクシーにまたは強く見せたりもします。突出した頬骨はマッサージや経絡療法だけでは改善が難しいです。そのため、頬骨縮小手術で医術の手助けを受けることが効果的です。

頬骨縮小手術もやはり東洋だけで施行されている手術ですが、この頬骨手術程多様な手術方法で行われる美容整形手術はないのではないかと思います。どの部位を骨切りし、切開創をどこに作るか、固定をするかしないか、ワイヤーで固定する

かチタンプレートで固定するかなど。

　問題は、この全ての手術法が患者の頬骨の状態によって異なってくるため、頬骨縮小手術を行う顔面輪郭専門医なら、全ての手術法を熟知していなければならないということです。患者の頬骨を検査し、それによって手術法を決定して適用する術を知っていなければならないのです。頬骨手術においてだけは、マーケティングや広告で推す1つ2つの手術法のみを全ての患者に適用してはならないということです。

　これまで数多くの頬骨手術をして顔面輪郭を専門にする私としても、顔の骨の手術の中で最も難しい手術を選ぶなら、頬骨縮小手術を選ぶだろうと思います。

　理由は、頬骨が私たちの顔の中で最も立体的な部分だからです。前部分、45度、横部分、上下の関係を全て観察して、左右の対称を作らなければならないからです。

　実は、これまで私が行ってきた顔の骨の手術の内、頬骨縮小術が約10,000件と最も多く行った手術の一つです。しかし、今でもいつも頬骨縮小術をする時は緊張します。最初は最も簡単だと感じていましたが、手術をたくさんすればする程、最も難しい手術だと思います。頬骨縮小術を簡単に勧めたり、いくつかの手術法だけで頬骨手術を行う病院なら、もう一度考え直してみてください。

Chapter 02

多様な顔面輪郭手術
私に合う手術は？

コンプレックスを克服して自信を持つために
選択した顔面輪郭手術
Vライン手術、T字型骨切りオトガイ形成術、クイック頬骨...
名前も手術の種類も千差万別ですよね。
副作用もなく、再手術もない
満足できる顔面輪郭手術を望んでいるなら
まず鏡で自分の顔を見てみてください。
自分の顔で愛しい部分はどこか
改善したい部位はどこか
「自分を知ること」が
美容整形手術の第一段階です。

1章

回し切り手術と
Vライン手術の
違いは何?

「回し切り」。

リンゴやキュウリなどを剥く時にキッチンでよく使う言葉ですよね。ところで、どうして美容外科でこの単語をよく聞くのでしょうか?

エラ削り手術の目的は、角張った広いエラをスリムなVラインに変えるためです。そのため、耳の後ろから前の顎までスリムに下顎の側面を切り取り、より完璧なVラインのために顎先部分を整えます。このようにエラ削り手術とT字型骨切りオトガイ形成術が一緒に行われる手術がまさに「T字型骨切りVライン手術」です。

回し切りはT字型骨切りオトガイ形成術なしにエラ削り手術

を長く一度で骨切りすることで、前顎までスリムなVラインを作る方法です。もちろん、回し切りも前顎の方は少し研ぐことで曲線になります。

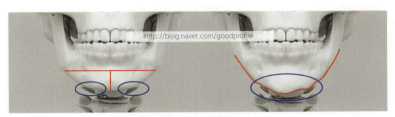

Vライン手術と回し切り手術

　手術方法を見ると、回し切り手術法が遥かに簡便で易しく見えます。顎先に触れないため、回復もなんだか早そうな感じがしますよね。
　しかし、回し切りよりは多少複雑なT字型骨切りVライン手術を行うのには、それだけの理由があります。
　1つ目は、自然な顎ラインのためです。水色の丸の部分は顎の中で最も立体的な曲線です。ところが、この部分の自然な曲線が崩れないようにする手術がまさにT字型骨切りオトガイ形成術を利用したVライン手術です。T字型骨切りオトガイ形成術の場合、顎の曲線である外側ではなく顎の真ん中部分を骨切りするからです。

Vライン手術後のレントゲン写真を通して比較してみましょう。

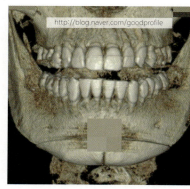

T字型骨切りオトガイ形成術

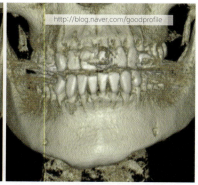

回し切りVライン手術

　左側はT字型骨切りオトガイ形成術を利用したVライン手術の顎先の形です。自然で滑らかな顎ラインを確認できます。

　反面、右側は回し切りVライン手術患者のレントゲン写真です。角が付いていて、まるでロボットの「マジンガーZ」の顎のように不自然な顎ラインを確認できます。もちろん、他病院で回し切り手術を受けて再手術のために来院したケースです。

　2つ目、Vラインを作るのに限界がないということです。つまり、T字型骨切りオトガイ形成術を利用したVライン手術は、顎先を尖らせるのに限界がありません。望むだけ、時には思い切って顎先を尖らせることができます。当然自然な顎先ラインを

維持しながら進めなければなりません。

　3つ目、オトガイ短縮術、つまり顎先の長さを短くする手術を同時に行えます。しゃくれ顎や顎先が長くて顔の比率を壊しているなら、顎先の長さを自由に調節して顔の長さを顔の形に合わせて作ることができます。

　4つ目、顎先の後方移動や前方移動、つまり下顎後退であれば顎先を前へ出したり、しゃくれ顎なら顎先を後ろに入れる手術が同時に可能だということです。

　5つ目、睡眠時無呼吸症候群や顎の下に二重顎がある場合、顎先を前に出すことで睡眠時無呼吸症候群が改善され、二重顎まで改善される効果が得られるということです。このようにT字型骨切りオトガイ形成術を利用したVライン手術は、回し切りを利用したVライン手術に比べてメリットが多いです。

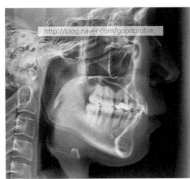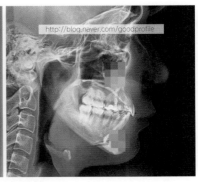

オトガイ前方移動術を受けた患者のレントゲン前後写真

T字型骨切りオトガイ形成術を利用したVライン手術の場合、固定するために固定ピンを使うというのが唯一のデメリットだと思います。しかし、6ヶ月過ぎた後に患者が望むなら固定ピンを除去すれば良いので、あまり気を使う必要はないデメリットだと思います。固定ピンの除去は局所麻酔で5分あれば充分です。

2章

耳後部エラ削り手術と
口腔内切開エラ削り手術

　数年前にインターネットで衝撃的な写真が話題になったことがあります。江南のある美容外科で耳後部エラ削り手術をして切除した顎骨でタワーを作って展示している写真でした。数多い耳後部エラ削り手術のケースを自慢したり広告したりするために作ったタワーだったのでしょうが、多少の嫌悪感のせいで、むしろ大衆から反感を買いました。

　エラ削り手術の方法はいくつかありますが、最も普遍的に行われている顎手術方法は、口腔内切開を通した長い曲線骨切り術です。しかし、一部の病院では狭くて暗い口の中で切開する方法を避けて、目立たない耳の後ろの部分を切開してより易しく簡単にエラ削り手術をすることもあります。それがまさに「耳後部エラ削り手術」です。

　耳後部エラ削り手術のメリットは手術が簡単で口腔内切開

をしないため、手術後に飲食の摂取が容易であり、口腔衛生をあまり気にしなくてもいいというメリットがあります。

それにもかかわらず、多くの顔面輪郭専門病院がこのように簡単で回復の早い耳後部エラ削り手術をせずに、口腔内切開を通した長い曲線骨切り手術をする理由は何でしょうか?

耳後部エラ削り手術に比べて長い曲線エラ削り手術が持つ最も大きなメリットは、言葉通り「長い曲線骨切り」が可能だということです。

患者のエラの形態によって異なりますが、一般的に長い曲線骨切りエラ削り手術を行うと「正面効果」が大きく表れます。一方、耳後部エラ削り手術を受けた場合は、横から見た角張った部分はなくなりますが、正面効果はほとんど期待できません。

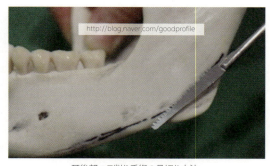

耳後部エラ削り手術の骨切り方法

耳後部エラ削り手術をする時に使われる電動のこぎりと骨

切り方法の写真です。

　真っ直ぐな直線型の電動のこぎりを使用するため、長い曲線骨切り術は容易ではありません。従って、耳後部エラ削り手術は正面効果よりは横から見た時に生じた角張ったエラの部位を骨切りするのに容易な、つまり正面効果よりは側面効果のためのエラ削り手術だと思ってください。

　次の写真左側は、一般的な口腔内切開を通したエラ削り手術の際に使用する電動のこぎりと骨切り方法です。

　そして、右側は口腔内切開を通じて長い曲線骨切りエラ削り手術を施行した結果、切除した骨片です。

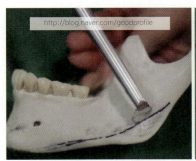 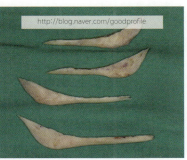

口腔内切開を通した長い曲線骨切りエラ削り手術方法(左)/骨切りした骨片(右)

　丸く鉤型に折れている電動のこぎりを利用してエラの後ろ部分から骨切りを始め、前顎まで長い曲線を描きながら骨切りします。もちろん、一度の骨切りで長い曲線骨切りをするのは

簡単ではありません。多くの経験とノウハウが必要です。

耳後部エラ削り手術より口腔内切開を通したエラ削り手術のメリットはまだあります。手術の際に完璧な咬筋切除術が可能です。大きく角張った骨がエラの主な原因ですが、その上に重ねられた噛む筋肉である咬筋が発達していたら、下顎はさらに広くて角張って見えます。

このような咬筋は後日ボトックス施術で減らしたりもしますが、一時的な効果なためエラ削り手術の際は咬筋切除術を行うことが多いです。咬筋切除術は、直接全体的な咬筋を見ながら手術をしなければならないため、必ず口腔内切開をしなければなりません。

口内からすると、大体筋肉をはぎ取る形式ではなく、広く均一な咬筋切除術が可能です。顎骨手術と咬筋切除術まで一緒にできるので、エラ削り手術の効果を倍増させることができます。

もし顔の正面がスリムになる効果はまったく望んでおらず、耳の下の角張った部位だけ取り除きたいなら、耳後部エラ削り手術で充分です。しかし、側面と正面のどの角度から見てもスリムな、確実な手術効果を希望するなら、口腔内切開を通した長い曲線エラ削り手術を選択することが手術の満足度を高め、再手術を防ぐ賢明な方法だと思います。

3章

オトガイ形成術骨切り法
T字型骨切り？ Y字型骨切り？
逆V字型骨切り？

　Vラインの完成は当然顎先です。顎先の形が丸いU字型なら柔らかい印象になり、尖っていると洗練された感じを与えます。顎先の長さが短いと若く見え、顔が全体的に小さい感じを与えます。このように顎先は印象を決めるのに大きな役割をするため、エラ削り手術をする時も患者が望む顎先の形や角度、長さの程度を執刀医と正確にカウンセリングするのが良いでしょう。

　下の写真はオトガイ形成術の前後の様子です。手術前の顎先が角張って広いと男性的で強い感じがする反面、手術後の顎先はスリムでやや尖っていて洗練されたすらりとしたイメージになりました。

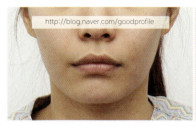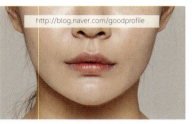

オトガイ形成術前(左)/後(右)

　オトガイ形成術はよく「T字型骨切り」という名前で知られています。T字型骨切りは顎先をアルファベットの「T」字型に骨切りし、真ん中の部分を抜き取り、左右を真ん中に集めてスリムな顎先を作る方法です。最も代表的なオトガイ形成術の骨切り法です。最近はT字型骨切りだけでなくY字型骨切り、逆V字型骨切りなど、病院ごとに多様な骨切り法でマーケティングをしています。

　それではよく言うT字型骨切りオトガイ形成術とY字型骨切りオトガイ形成術は、どちらがより良い手術法でしょうか？

　結論から言いますと、T字型骨切りやY字型骨切りの両方共現在用いられている方法で、2つの手術法の内どちらが良くて悪いという問題ではなく、患者の状態によって選ばなければならない方法です。顎先を尖らせてスリムにするオトガイ形成術を行う時の高低や細めたい幅の程度、或いは神経線の位置によってT字型骨切りを使用しなければならない場合があり、Y

字型骨切りを使用しなければならない場合もあり、逆V字型骨切りをしなければならない場合もあります。

　より理解し易いように図を通じて様々なオトガイ形成術の方法を比較してみましょう。

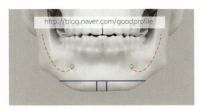

T字型骨切りオトガイ形成術

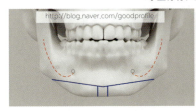

Y骨切りオトガイ形成術

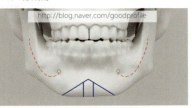

逆V字型骨切りオトガイ形成術

　上の3つの場合、各々のオトガイ形成術の方法が大きく異なる方法ではなく、状況によって骨切り線の方向をどこに置くかによって異なることが分かります。

　しかし、この名称を変えて、まるで以前にはなかった全く新しい手術であるようにネーミングをして、Y字型骨切り、逆V字型骨切りなど多様なオトガイ形成術が誕生したかのようになりました。マーケティングの一環だと思います。目立たないと病

院がやっていけませんから。

　重要なことは手術の名前ではなく、各々の手術時に注意しなければならない事項です。

　Y字型骨切りオトガイ形成術の場合、神経（赤色点線）の損傷に留意しなければなりません。下の図を見るように、骨切り線が後ろに行って神経に近くなり損傷する確率が高いです。神経は神経が出る穴より下にグッと垂れ下がりながら上がります。

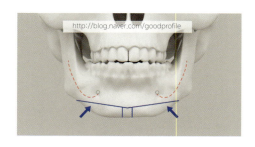

　青色の矢印が示す部位で神経（赤色点線）線を損傷させることがあります。逆V字型骨切りオトガイ形成術の場合は「へ」型の骨切りで最も上部の頂点が高すぎて歯を損傷させることがあるため、注意しなければなりません。

　Y字型骨切りオトガイ形成術を広告する病院では、T字型骨切りオトガイ形成術の際に二次角或いは段差が生じることがある反面、Y字型骨切りは段差ができないということを強調します。しかし、これは執刀医がどのように手術をきちんとするかに

かかっていることであり、T字型骨切りの問題ではありません。

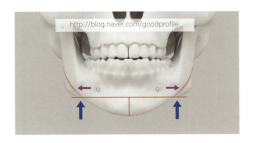

　まさに青色の矢印がT字型骨切りの後にできるその段差ですが、紫色の矢印のようにエラ削りの骨切りをきちんとすれば、二次角や段差は全く生じません。

　私がT字型骨切りオトガイ形成術をした場合のレントゲン写真をお見せしましょう。

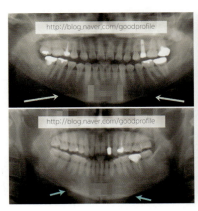
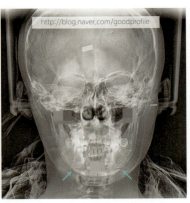

　段差や二次角は全く見当たらず、滑らかに完成した顎の形

を確認することができます。

　T字型骨切りオトガイ形成術とY字型骨切りオトガイ形成術は、どちらの手術がより良いと比較できる対象ではありません。むしろ顎先周辺の神経を正確に把握して損傷させず、状況に合わせて適切な骨切り法を選択し、きちんと手術することが最も重要です。

4章

頬骨の種類による手術方法

　頬骨（顴骨）は顔面の部位の中で三次元的な感覚が最も必要な部位です。従って、同じ頬骨でも発達した部位によって異なる手術法を分けて適用して施術しなければなりません。ある病院の広告を見ると、「当院はL字型頬骨手術が最高だ」或いは「I字型頬骨手術が最高だ」と広告を出していますが、実は頬骨手術をする医師は全ての方法を熟知していなければならず、患者の頬骨の状態に最も適した方法で手術をしなければならないと思います。

　頬骨はよく知られているように大きく前頬骨、45度頬骨、横頬骨に分けられます。

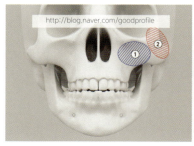 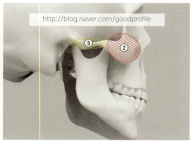

　図で①と書かれている部分が前頬骨、②と書かれた部分が45度頬骨、③は横頬骨です。

　前頬骨が過度に発達している場合は発達した前の部分を削れば良いですが、東洋人にそのようなケースはほとんどありません。むしろ、わざと立体的な顔を作るためにこの部位に脂肪移植をしたりもします。

　問題は45度頬骨と横頬骨です。45度頬骨が発達している場合、ここを縮小するために上顎骨の前の部分までL字型骨切りをし、骨片を取り除いて中へと押し入れて頬骨の幅を小さくします。そうすることで45度頬骨も小さくなります。韓国で頬骨が大きい大半の患者がこのケースに属します。

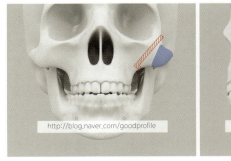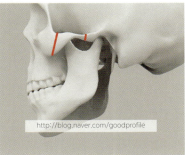

頬骨縮小術L字型骨切り(左)、I字型骨切り(右)

赤色部分が骨切り線です。斜線の部分を切り取り内側に押します。そうすると45度頬骨（丸印)部分が入ります。

そして、横頬骨だけが発達している場合はI字型骨切りをし、頬骨弓（アーチ）を内側へと押し入れる手術をすることになります。

しかし、上記のケースのように頬骨が一部だけ発達しているケースは珍しく、複合的に発達していることが多いです。三次元的な精密な頬骨評価と共に、各々のケースに最も適した手術方法と施術が必要な非常に難しい手術です。

前部分、45度部分、横部分、上下関係を全て観察して、左右対称に作らなければならないからです。

頬骨手術程1つの手術に数多くの手術法が存在する美容整形手術はあるのだろうかと思います。どの部位を骨切りし、

どの切開創を利用して骨切りし固定を行い、または固定せずにワイヤーで固定するのか、チタンプレートで固定するのかなど、専門医として熟知して決定しなければならない部分が多いです。この全ての手術法は患者の頬骨の状態によって異なります。頬骨を手術する顔面輪郭専門医なら必ず全ての手術法を熟知していなければならず、患者の頬骨を検査し、それによって手術法を決定して手術を行わなければなりません。もっともらしい名前をつけて1つ2つの頬骨手術だけを勧める病院に惑わされないようにしてください。

5章

切開創と
固定方法による
頬骨縮小術

　エラ削りも口腔内から切開するのか、耳の後ろを切開するのかで悩むように、頬骨縮小術を望む患者もやはり切開部位について質問する人が多いです。どうしても切開によって傷跡が残るので、女性には特に敏感な事項のようです。

　頬骨手術の基本原理は、頬骨の前部分を骨切りして後ろ部分を同時に骨切りし、完全に骨切りされた頬骨骨片を縮小してあげることです。頬骨の前部分、つまり頬骨本体部位は口腔内切開を通じて骨切りし、後側のアーチはもみあげに約1cmの切開創を作って骨切りし、縮小することになります。時折インターネットで頭皮冠状切開(以下頭皮切開)を言及している場合もありますが、口内で全ての施術が解決できる状況であえて頭皮切開をしなければならないのかは疑問です。

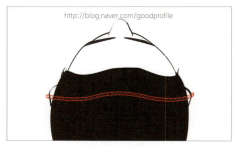

頬骨縮小術の頭皮切開線(赤色線)

　　頭皮切開はヘアラインから若干内側へ入った、図の赤色線に沿って切開をします。手術部位の頬骨を露出させるために、顔面部の頭と額の部位を骨だけ残して皮膚を剥がし降します。

　　私も頭皮切開をたくさんしましたし、今もたくさんしています。頭蓋骨骨折や頭蓋骨奇形患者の頭の骨を合わせるために利用しました。

　　また、頬骨手術を数回受けたのに患者が満足できない時や、手術がうまくいかず口内ではこれ以上手術が不可能な時は、仕方なく頭皮切開を利用して頬骨再手術を今もたくさんしています。特に最近は頬骨再手術患者が多く増えているのですが、ほとんどがクイック頬骨のような略式手術を受けたケースなため、ほぼ頭皮切開で手術をせざる得ない残念な状況が多いです。

このように頬骨再手術の際には頭皮切開をしなければならない状況になることがありますが、初めての頬骨縮小術を施行するのにこのような頭皮切開を利用するというのは、少しやり過ぎではないかと思います。もちろん、頭皮切開を主張する医師の場合は、手術視野が良く頬のたるみがないというメリットを掲げます。

しかし、これは経験豊富な顔の骨の専門医であれば、口腔内切開法で充分に頬のたるみを予防することができ、執刀医の経験によって手術視野も確実に確保することができるなど、頭皮切開に比べてデメリットはほとんどありません。

頭皮切開はかなり危険な手術ではありませんが、口腔内切開手術に比べて切開部位が大きく、非常に稀ですが脱毛や神経損傷の可能性もあります。

私の場合、頭皮切開は頬骨再手術、つまり2～3回以上の口腔内切開手術をしてもまた手術をしなければならないやむを得ない場合を除き、口腔内切開頬骨手術をお勧めします。

骨切り部位の次に多く受ける質問は「固定」するかどうかです。今も依然としてそのように手術する病院がありますが、少し前までは頬骨手術の際に頬骨の前後を骨切りして内側に押し込んだ後、固定せずに手術を終える時期がありました。

私たちが食べ物を噛む時に使う咀嚼筋の中に「咬筋」とい

う筋肉があります。この筋肉はまさに頬骨とエラに繋がっています。私たちはいつも食事を摂取し、ある時はカルビやイカのように硬い食べ物を食べたりもします。そんな時はこの筋肉が収縮する力によって頬骨が元の位置に戻ったり下がったりして垂れてしまうことがあります。私たちが噛む力は思っているよりずっと強いのです。

そのため、時折頬骨手術を受けたのに「1〜2年経ったら頬骨が元の場所に戻った」或いは「また再発した」と不平を言う方が多く、実際カウンセリングでも再発するのではないのかと質問する方が多いです。また、筋肉が収縮するにつれて頬骨が下側へと垂れると、頬のたるみも酷くなります。そのため、「必ず固定が必要だ」と思います。

それでは固定はどのようにするのでしょうか？ 主に使用される方法はワイヤーで固定するワイヤリングとチタン板（プレート）とネジ（スクリュー）を利用した固定法の2つがあります。個人的にはチタンを利用した固定を好みます。ワイヤリングの場合、経験の多い執刀医でなければワイヤーが外れたり切れたりする現象が多く発生します。

咬筋という強大な筋肉が下へと引っ張るからです。そうなると、頬骨の上側骨切り部位が外れやすくなります。外れると化粧をしたりマッサージをしたりする時に触れて分かります。酷

い場合は、表から見た時にベコっとへこんで見えることもあります。そのため、私は完璧に骨同士を密着させてプレートとスクリューで確実に固定することを原則としています。

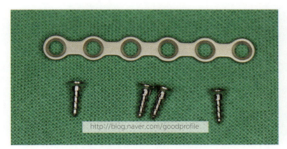

頬骨縮小手術の固定時に使用されるプレートとスクリュー

私が固守する原則はもう1つあります。まさに3ヶ所を固定する「Three Point Fixation」です。

まず頬骨本体部に2ヶ所固定をします。1ヶ所だけ固定をする場合は、その固定点が回転軸として作用して回ってしまうことがあります。私たちが噛む力は非常に強いとお話ししました。そのため手術部位はいくらでも動く可能性があります。従って頬骨本体部を2ヶ所固定することを原則としています。そこにアーチにも固定を追加でします。

時折頬骨手術を受けた後にご飯を食べたり口を大きく開けたりする時、耳の前でカタカタ音がするという方がいますが、まさにアーチの固定がしっかりしていないから出る音です。アー

チでも頬骨本体部でも骨がくっつくためには動いてはいけませんが、こうして動くと骨癒合が妨害されます。そのため確実に動かないようにするために頬骨本体部に2ヶ所、アーチに1ヶ所の計3ヶ所を固定します。

こうして頬骨本体部を2ヶ所固定して、アーチを1ヶ所固定する所謂アーチ固定法の場合、アーチ部位に骨切りを加えてその部位を固定しなければならないため、もみあげの上から頬骨のアーチの骨の部位に切開をすることになります。約1cm程度で、もみあげが下まで伸びていると隠れて傷跡がよく見えません。

アーチ固定法を利用したレントゲン写真（下）で頬骨のアーチと頬骨本体部のプレートとスクリューを見ることができます。

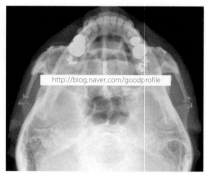

アーチ固定法を適用した頬骨縮小術のレントゲン写真

頬骨手術法の結論としては、咬筋の強力な作用により頬骨

手術時の「固定は必須」であり、再発のない完璧な頬骨手術のためには頬骨本体部上に2ヶ所、アーチ骨に1ヶ所の「3ヶ所固定」、それもワイヤーではなく堅固なチタンプレートとスクリューを利用した固定方法が最善だと思います。

事例

1章
どの角度でも
完璧に

名前：ユン・ミラ	年齢：22歳/女	症状：エラ、頬骨突出
手術の種類：エラ削り手術、頬骨縮小術、オトガイ短縮術		手術時間：1時間30分

　　　ユン・ミラさんは小さくかわいらしい印象ですが、特に目立って見える頬骨とエラがコンプレックスだったそうです。もっと滑らかなフェイスラインで柔らかい印象を与えるために、エラ削り手術と頬骨縮小手術、オトガイ形成術まで受けました。手術時間はエラ縮小が35分、頬骨縮小手術が30分、オトガイ形成術が25分で合計1時間30分所要しました。

　　　ユン・ミラさんの顔を見ると、顔の形自体は悪くないですが、エラ部分がかなり突き出ていて頬骨部分が滑らかでないこと

が分かります。

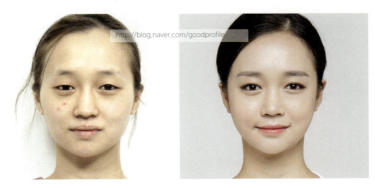

ユン・ミラ患者 正面 手術前(左)/手術後(右)

　手術後の写真を見ると、目立っていたエラと頬骨が消え、全体的にスリムで滑らかな顔面輪郭ラインになりました。印象そのものが違って見えますね。

　45度の角度、側面から見ても頬骨部位が滑らかに繋がり、目立っていた耳の下の角がなくなりました。

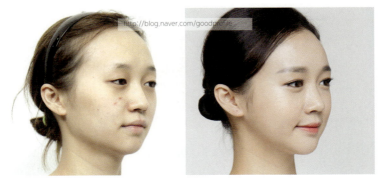

ユン・ミラ患者 45度 手術前(左)/手術後(右)

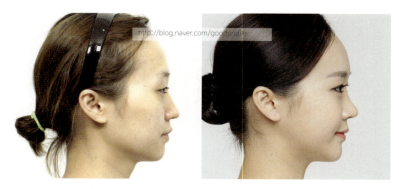

ユン・ミラ 患者4側面 手術前(左)/手術後(右)

　側面写真では、耳の下の角を除いては特に違いがありません。両顎手術ではないため、側面からのプロフィール上の変化が見えないのです。

　では中を見てみましょう。手術前は耳の下の角が突き出ていて、全体的に下顎が広く丸い感じです。手術後は突き出ていた角がなくなり、T字型骨切りオトガイ形成術で下顎が滑らかに繋がった姿です。

　側面からも耳の下のエラがなくなり、滑らかな曲線へと変わりました。正面からの顔がスリムになる効果はまったく望まず、耳の下の角張った部位だけを除去することを望むなら、耳後部エラ削り手術で充分です。しかし、私たちの顔は立体です。手術後、正面または横顔だけスリムに見えることを望む患者がいるでしょうか？

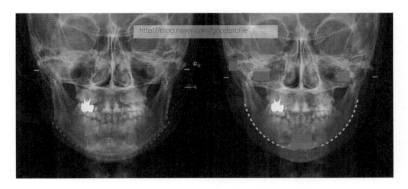

ユン・ミラ患者 正面 レントゲン 手術前(左)/手術後(右)

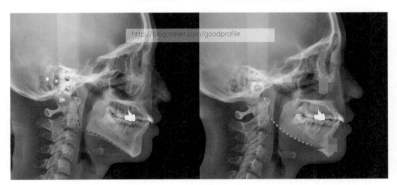

ユン・ミラ患者 側面 レントゲン 手術前(左)/手術後(右)

　長い曲線骨切りエラ削り手術をする際、必ずT字型骨切りオトガイ形成術と繋がることで、顎に段差現象が生じません。次のパノラマ写真では、段差現象なく滑らかに繋がった顎ラインが見られます。

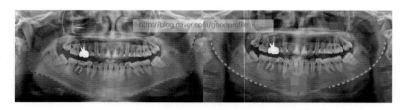

ユン・ミラ 患者 側面 パノラマ 手術前(左)/手術後(右)

　このように顔面輪郭手術の際に各々の過程で必ず守らなければならないポイントがあります。このようなポイントを守らない場合、結局は再手術を受けることになります。

　両顎手術だけでなく、顔面輪郭手術は形成外科分野の中でも最も難しく困難な分野です。まして再手術は言う必要もないでしょう。最近、誰でも彼でも分け隔てなく再手術専門病院だとインターネットに広告を出しているところが多いです。もちろん満足できる上手な病院も多いですが、とりあえずやってみようというような病院もあるようです。私のところに3回目、4回目の手術のために来られる患者が最近ぐっと増えているからです。

　初手術も同じですが、再手術は深刻に悩んでから調べてから決定してください。

2章

オトガイ前進術で
下顎後退と睡眠障害改善まで

名前：キ・ヒョンウ　　年齢：29歳/男　　症状：下顎後退、いびき
手術の種類：オトガイ前進術　　手術時間：20分

　下顎後退が酷い場合、いびきを伴うケースが多いです。顎が後退している分、気道が狭くなって生じる現象です。このような場合、下顎後退の矯正のためにプロテーゼを利用した「オトガイ増大術」を受けたとしても、いびきは解決しません。顎先の骨を骨切りして前に出す「オトガイ前進術」を受ければ、下顎後退の矯正と共にいびきを治療することができます。

　キ・ヒョンウさんは小下顎症のせいで酷いいびきを患っていました。そのため、下顎後退を矯正するためにプロテーゼを利

用したオトガイ増大術を受けるか、骨切り術を利用したオトガイ形成術の一種であるオトガイ前進術を受けるか悩んでいた時に私を訪ねて来ました。

　しかし、悩む必要のない問題です。正解は当然、骨切り術を利用したオトガイ前進術です。オトガイ前進術は骨を骨切りする手術ですが、だからといってプロテーゼを挿入する手術より手術時間が遥かに長くかかったり危険ではありません。所要時間は15〜20分あれば全ての過程が終わるからです。

　下顎後退の矯正と同時にいびきを治療するためのオトガイ形成術前後の写真です。

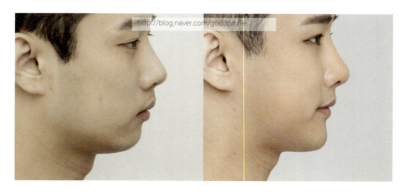

キ・ヒョンウ 患者 側面 手術前(左)/手術後(右)

　手術前後のレントゲン写真で気道の変化を比較してみましょう。気道の幅の変化を見やすいように表示しました。手術前

は顎が後ろへと押されていて気道が非常に狭いです。しかし、骨切り術を用いたオトガイ前進術後は下顎後退の矯正と同時に気道の幅が広がり、いびきの症状も改善されました。キ・ヒョンウさんは外見の変化だけでなく、以前と違って熟睡できるようになり、朝起きても体調が良いと手術結果にとても満足されました。

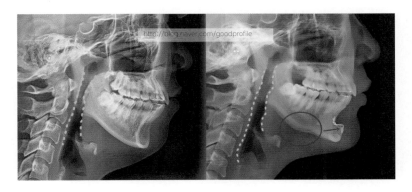

キ・ヒョンウ患者 側面 レントゲン 手術前(左)/手術後(右)

　このように下顎後退を伴ったいびきの症状がある場合は、下顎後退を骨切りして前へと出すオトガイ前進術が効果的です。

　次は、いびきが酷い患者が下顎後退でプロテーゼを利用した下顎後退の矯正だけを受けた後、時間が経ってからプロテーゼを除去して「下顎後退骨切り術」を受けたキム・ヒジンさんの

写真です。

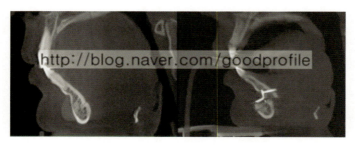

キム・ヒジン患者 側面 レントゲン 手術前(左)/手術後(右)

　この患者さんは4年前に下顎後退骨切り術を受けず、美容目的でプロテーゼを利用したオトガイ矯正のみ受けられました。その後、いびきが酷く私の病院を訪問され、使用されたシリコンのプロテーゼを取り除き、下顎後退骨切り術（オトガイ前進術）を受けた後にいびきが解決されました。最初は美容目的のみで矯正しましたが、結局美容に機能的な部分まで考慮して再度手術を受けた患者のお話です。

　次は矯正前の写真です。

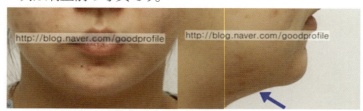

キム・ヒジン患者 手術前 正面(左)/側面(右)

下顎後退の矯正のためにプロテーゼを入れたため、正面からは下顎後退ではないように見えて顎先が出ているように見えますが、首のラインに角がありません。つまり、顎と首が繋がっているように見えます。

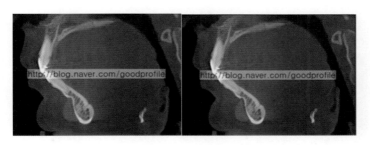

キム・ヒジン患者 側面 レントゲン 手術前(左)/手術後(右)

　レントゲン写真を見ると、4年前に挿入したプロテーゼが見えます。右側のレントゲン写真を見ると、赤色で表示されたシリコンプロテーゼが見えます。シリコンを入れたため下顎後退は矯正されましたが、機能的な部分、つまりいびきの問題は全く解決しませんでした。

　そのため当院でプロテーゼを除去し、顎先を骨切りして前に出す下顎後退の矯正を受けました。もちろん再手術だったため、とても大変な過程でした。

　次は、下顎後退の矯正後の写真です。

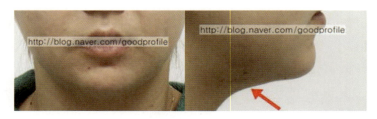

キム・ヒジン患者 手術後 正面(左)/側面(右)

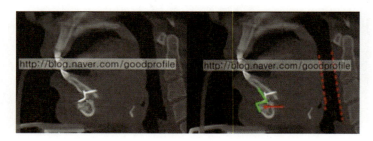

キム・ヒジン患者 側面 レントゲン 手術後

　下顎後退の矯正後のレントゲンを見ると、顎先が前に出ていて気道が以前に比べて非常に広くなった姿を確認できます。上のレントゲンを見ると、顎先が前に骨切りされて出ています。黄緑色は顎ラインで、赤色矢印は前進した姿を指しています。ここでのポイントは、気道が広くなったことです。赤色点線の幅を見ると、以前と比べて広くなりました。

　下顎後退の場合、いびきを伴っているならプロテーゼは何の効果もありません。必ず骨切り術を利用したオトガイ前進術

を受けなければなりません。ただし、いびきの治療を併行するオトガイ形成術は、一般の美容整形手術であるオトガイ形成術とは方法がかなり異なります。必ず経験豊富な専門医に充分な説明を聞いてから手術を決定してください。

3章
咬筋切除術を含む エラ削り手術

名前：コ・ヘジョン　　年齢：29歳/女　　症状：エラ、発達した咀嚼筋
手術の種類：エラ削り手術、咬筋切除術　　手術時間：50分

　私たちがよく言う突き出したエラを成す要素は「顎骨」と「咬筋」と呼ばれる筋肉です。従って、エラ削り手術の際には骨が原因なのか、筋肉（咬筋）が原因なのかを調べて手術をしなければなりません。

　コ・ヘジョンさんのエラの原因を調べてみると、エラの骨も突き出ていますが、咬筋と呼ばれる咀嚼筋が非常に発達していました。そのため、長い曲線骨切り術と共に咬筋切除術を一緒にすることに決めました。

時折患者に皮質骨骨切り術もするのかと聞かれるのですが、私は皮質骨骨切り術は全ての患者に行っております。顔をスリムに作れるようなことは、全てして差し上げなければなりません。

　所要時間は長い曲線骨切り術が35分、咬筋切除術が15分で合計50分所用しました。手術前の写真を見ると、エラが強く目立っていて顔がかなり平坦です。しかし、長い曲骨切りと咬筋切除術後にはスリムで滑らかに変わった姿を見ることができます。

　コ・ヘジョンさんは手術時に筋肉切除量がかなり多かったことで印象深いです。

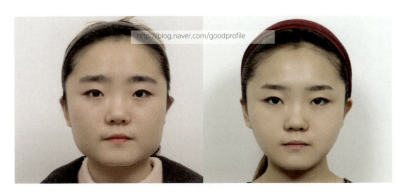

コ・ヘジョン 患者 正面 手術前（左）/手術後（右）

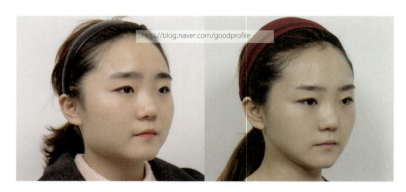

コ・ヘジョン 患者 45度 手術前(左)/手術後(右)

側面を見ると、よりドラマチックな前後を確認することができます。耳の下の角が完全に消えながら、滑らかな顔の形になりました。

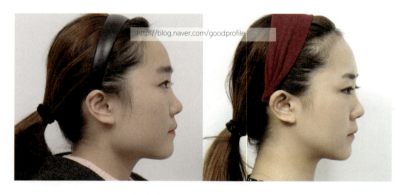

コ・ヘジョン 患者 側面 手術前(左)/手術後(右)

このようにコ・ヘジョンさんの手術結果がドラマチックなのは、単に長い曲線でエラの骨を骨切りしたからだけではなく、咬

筋という咀嚼筋を切除する咬筋切除術/咬筋縮小術を同時に行ったからです。

　次は手術前後のレントゲン写真です。

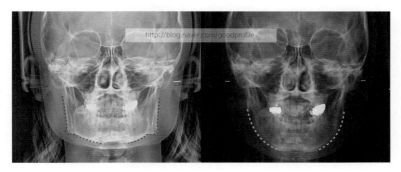

コ・ヘジョン 患者 正面 レントゲン 手術前（左）/手術後（右）

　エラ削り手術の原因が骨の場合は、必ず骨切りしなければなりません。一方、筋肉が目立っている場合はボトックスを打ったり筋肉を切除したりもします。

　しかし、筋肉が発達している場合は大抵骨も一緒に出ているため、骨切りと共に筋肉切除をお勧めします。ボトックスは筋肉にのみ作用し、時間が経てば効果が落ちて完璧な効果を得ることができないからです。

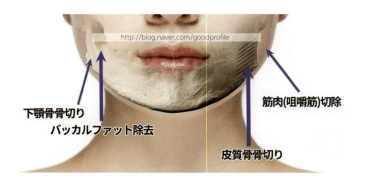

下顎骨骨切り
バッカルファット除去
筋肉(咀嚼筋)切除
皮質骨骨切り

　ではエラ削り手術の際、筋肉切除はどのように行うのでしょうか？ 筋肉切除（咬筋切除）方法はいくつかあります。その方法の内、私は最も確実に筋肉を切除する方法を使っています。

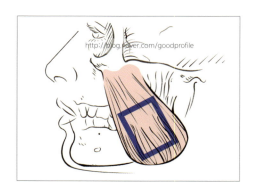

　エラ削り手術と共に除去する筋肉(咬筋)を表示しました。青色線で表示した部分が除去しようとする筋肉（咬筋）の範囲です。咬筋はエラの端から出発し、頬骨の下面についています。

咬筋の噛む力はとても強いです。そのため頬骨手術の際に固定しなければ、食べ物を噛む時にこの筋肉の力で下へと垂れて頬のたるみが生じたり、元の位置に戻ったりして再発するのです。

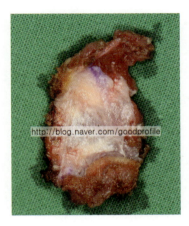

除去された筋肉(咬筋)

　上の写真は、エラ削り手術を行いながら咬筋切除術/咬筋縮小術の際に除去した筋肉（咬筋)です。手術が終わってから撮影したので筋肉が収縮して面積が小さく見えますが、咬筋を全般的に切除したためかなり大きな筋肉でした。表面の白く縮こまっている部分が骨膜で、その下に厚くついている部分が筋肉（咬筋)です。

　このようにエラ削り手術の際に筋肉(咬筋)を切除して除去する方法は、よりドラマチックな効果を得るための方法の一つ

ですが、安全に咬筋を除去するためには執刀医のノウハウが必要です。非常に細心で要領よくアプローチすることで最も大きな副作用である出血を最小化し、周辺にある血管神経などを保存できるからです。

一般的な骨や他の組織を扱うように除去すると、問題が大きくなることがあります。筋肉は私たちの体の中で力を使う部分なため、力を出すエネルギーである血液供給がとても多いです。そのため特に咬筋切除術/咬筋縮小術の際は出血に気を使わなければなりません。

一部の患者は、咀嚼筋である咬筋を除去すると食べ物を噛めないのではないかと心配されます。しかし、咬筋全体を除去するのではなく、咬筋全体の広さを均一に一定の厚さだけ切除するため、全く問題になりません。

もちろん、全体的に均一に切除することは非常に難しいです。また、均一に切除しない場合は凸凹したり機能上の問題が発生したりすることがあるので注意しなければなりません。副作用のせいで筋肉除去を非常に嫌っている院長もいます。血がたくさん出る可能性があるからです。経験がなく、ただ普通の筋肉を切るように除去しようとして出血が止まらなくなり苦労した院長は相当いることでしょう。

しかし、何度か経験すると出血しないように除去する要領

ができます。そして、筋肉からの出血は手術中だけでなく手術後にも生じるため、筋肉除去後は後処理をきちんと行わなければなりません。経験豊富な院長は自分だけのノウハウがあると思います。

　では、筋肉を除去する際に生じる副作用はないのでしょうか?副作用ではありませんが、筋肉を除去すると腫れが少し酷く長く続きします。2～3週間程度経てばマスクを取って外に出ても、他人は手術を受けたことに気づかなくなります。参考までに、エラ削り手術のみ行えば1週間で大きな腫れが引き、マスクをせずに外出することができる程度です。期間的には1週間程度長引くと見てもらえばよさそうです。

　次は、エラ削り手術（長い曲線骨切り術）だけを受けた患者と長い曲線エラ削り手術と咬筋縮小術/咬筋切除術を受けた患者の手術前と手術2週間後の腫れの差が分かる写真です。

　咬筋縮小術/咬筋切除術をせずにエラ削り手術とT字型骨切りオトガイ形成術、つまりVライン手術を受けた患者の手術前と手術2週間後の写真です。

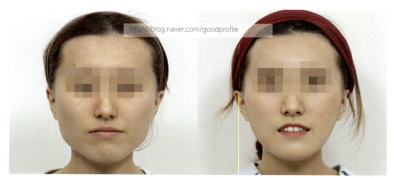

オ・ユナ 患者 正面 手術前(左)/手術後(右)

　2週間が経って顔に若干の柔らかさが少し残っていますが、大きな腫れはほとんど引いてフェイスラインが見えます。大半の場合、この患者のように2週間経つと手術したかどうか分からない程度腫れが引きます。

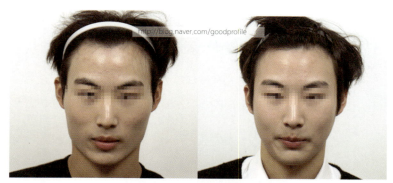

イ・スンフン 患者 正面 手術前(左)/手術後(右)

　上はエラ削り手術と共に咬筋縮小術/咬筋切除術を同時に

受けた患者の手術前と手術2週間後の写真です。手術後2週間が過ぎたにもかかわらず、両側のエラ削り部位に腫れががパンパンに多いことが分かります。

　ほとんどの副作用は細心で正確な手術で予防が可能ですが、手術後の腫れは一般のエラ削り手術より1週間程度長くかかるという事実を知った上で咬筋縮小術/咬筋切除術を受けてください。

　ある意味少し危ないようでもあり、腫れも酷いのに筋肉除去を勧める理由は、ボトックスのように周期的に打つ必要がなく、半永久的だからです。長い曲線エラ削り手術と一緒に行われる咬筋縮小術/咬筋切除術の際に発生し得る副作用は「出血、神経損傷、一時的な開口障害及び咀嚼機能障害、凸凹した表面、再発、酷い腫れなど」があります。しかし、副作用の内、出血、神経損傷、一時的な開口障害及び咀嚼機能障害、凸凹した表面は細心で正確な施術によって充分に予防できる副作用です。ただし、いくら咬筋縮小術/咬筋切除術を受けたとしても、残っている筋肉がまた大きくなることがあるため、スルメイカや硬い食べ物などは避けてくださいといつも伝えています。

Chapter 03

顔面輪郭手術の 副作用と再手術

大金をかけて手術を受けたのに
誰も分かってくれなかったら?
苦労して手術を受けたのに
前より顔が変に見えてしまったら?
成功的な顔面輪郭手術とは
安全面を基に
削り過ぎず、削らな過ぎず
バランスのとれた顔
まさにそれです。

1章

エラ削り手術後段差ができました

　自分を見せる職業であるため外見に特に敏感になってしまうしかない芸能人たちは、美容整形手術や施術に接する機会が多いです。一生外見を疎かにできず、地道に磨かなければならない芸能人が美容整形の手助けを受けることは、それ程悪いようには見えません。

　しかし時折TVを見ると、名前は確かに知っている女優なのに、誰だか見違える程顔が変わってしまっていたり、或いは手術に失敗してしまい美しく個性があった以前の姿ではなくなってしまった場合には、特にファンではなかったとしても気の毒に思います。

　特に芸能人ではエラ削り手術に失敗してイメージが完全に変わってしまったケースが多いです。顎を過度に削られてしまい以前のかわいかったイメージが完全に消えたり、画面に横顔

が映るたびに不自然な顎ラインが目に付いてしまうようになることもあります。

　一般的にもエラ削り再手術が必要になる副作用の内、最も多い副作用は二次角が残り滑らかではない顎ラインです。さらに手術部位を減らすためにオトガイ形成術を受けたのに、顎ラインがあまりにも不自然でまたエラ削り手術を受けなければならない場合もあります。

　まず、二次角のせいで再手術を受けた患者のエラ削り再手術前後の写真です。

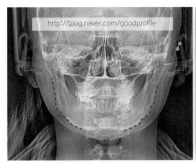
エラ削り手術で二次角ができた顎

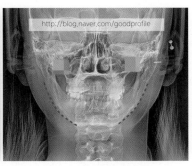
エラ削り再手術後の顎

　左側はエラ削り手術の副作用として二次角が生じ、顎ラインも凸凹になっていることが分かります。右側はエラ削り再手術を受けた後のレントゲン写真で、顎ラインが滑らかに完成されました。

エラ削り手術後、窪んだ顎ラインもあります。

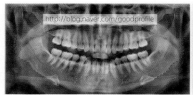 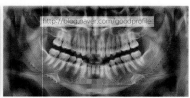

エラ削り手術により凸凹した顎(左)/エラ削り再手術、T字型骨切りオトガイ形成術後の顎(右)

　やはりエラ削り手術の副作用として滑らかでない顎ラインが見て取れます。エラ削り再手術とT字型骨切りオトガイ形成術を受けた後、顎がスリムになって滑らかになりました。
　この方は長い曲線エラ削り手術ではなく、先だけ切るエラ削り手術を受けて効果がなく、角ができたケースでした。
　写真の赤色丸の内側だけ切りました。前方まで長く切り取る長い曲線エラ削り手術はしていません。この方はエラ削り再手術だけでなく、顎先をもう少しスリムにするためにT字型骨切りオトガイ形成術まで受けました。T字型骨切りオトガイ形成術で顎先を狭め、エラ削り再手術で長い曲線とつなげて滑らかな顎ラインを作ったケースです。
　もちろん再手術だったため手術は複雑で難しかったですが、患者も満足して私も満足したケースでした。
　他病院でエラ削り手術やVライン手術後に撮影したレント

ゲン写真を私にたくさん送ってくださいます。多くの方々が手術はうまくいったのか、副作用はないのか、再手術をしなければならないのかなどを質問されます。直接来院されることもあります。

　残念なことは、患者が手術を受けた病院と医師を完全に信頼できない現実です。患者は副作用のせいで心理的な不安感や憂うつさを感じ、社会生活もままならないなど人生を左右する程大きな問題を抱えていますが、信じていた病院では現在の顔の状態もきちんと説明してくれないからです。

　一部の病院で発生していることであり、その病院なりに忙しい手術やカウンセリングスケジュールなどの理由があるのでしょうが、広告やマーケティングに使われていた「患者中心」、「患者を最も優先に考えます」などの文句は広告版だけに留まってはなりません。

2章
腫れが引いても
顔がスリムではないです

　患者の立場で再手術を受けるべきかどうか、そのままにするべきかを最も悩むケースがエラ削り手術後の効果が微々たる時です。目立って顎の形がおかしいわけでもなく、感覚異常など機能に問題が生じたわけでもないため、また全身麻酔をして安くはない金額をかけて再手術を行うということは、決して容易なことではないでしょう。

　しかし、そのままにしておくにも気に掛かります。スリムな卵型の顔になって堂々とアップヘアをしたりカチューシャもしたりしてみることを想像していたのに、友達は手術した事実さえ分からないと、それもまた悔しいことです。思ったよりエラ削り手術後に効果がないため、再手術をするケースが多いです。特に顔の側面よりは正面効果が足りない場合がほとんどです。

　期待を膨らませて数万回悩んだ末に手術を受けたのに、な

ぜ効果がないのでしょうか?

　エラが目立っていて矯正する方法は、エラの原因が何なのかによって骨を切り取る骨切り術、筋肉を減らす咬筋切除術、そして皮下脂肪除去などがあります。

　筋肉や脂肪が発達していてエラが大きく角張って見えるケースも一部ありますが、最も大きな原因は断然顎骨によることが多いです。付加的に咬筋と脂肪が重なりついてエラが複合的に発達し、より大きく見えることも多いです。

　とにかくエラの主犯であるエラの骨を骨切りすることで、側面や正面はもちろん、360度どこから見てもスリムなVラインが誕生するのです。

　エラ削り手術で確実な効果を得るためには、骨切りを長くそして曲線にしなければなりません。なぜ長い曲線なのでしょうか?

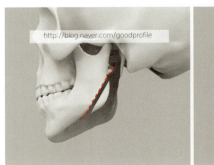 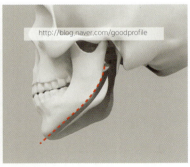

一般的なエラ骨切り術(左)と長い曲線骨切り術(右)の比較

直線骨切りをすると、所謂エラ削り手術の後に二次角が生じます。そのため、このようなエラ削り手術後の二次角をなくすために数回のこぎりで切るようになります。このように骨を切ることを何回も行うと周辺の軟部組織にたくさん傷がつき、血もたくさん出て、当然腫れも酷くなり、手術時間も長くなります。

　そのため経験が豊かな方は長い曲線骨切り術をします。一度に長い曲線で骨切りをすれば周辺組織の傷と出血も減り、結果的に回復が早くなります。

　もちろん、長い曲線骨切り術で一度にエラ削り手術をすることは簡単ではありません。たくさんの経験が必要です。エラ削り手術の際に口腔内切開を利用して手術をしますが、口腔内の切開創から見るとエラが全体的に正確には見えません。ある程度は経験で骨切りをすることになります。

　他病院での間違った骨切りによってエラ削り手術を受けた患者のレントゲン写真と、本院できちんとした長い曲線骨切り術を利用したエラ削り手術を受けた患者のレントゲン写真をお見せします。

　骨切り線を点線で表示してみました。顎ラインが滑らかな曲線に繋がらず直線で繋がっていて、さらにへこんでいる部分もあります。正面効果がないのはもちろん、二次角に不自然に繋がる顎ラインのせいで再手術が必要なケースです。右側は長い

曲線骨切り術を利用してエラ削り手術を受けた後、滑らかな曲線形態の顎ラインが確認できます。T字型骨切りオトガイ形成術と頬骨手術も同時に行いました。

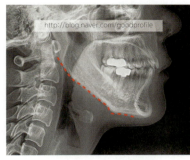
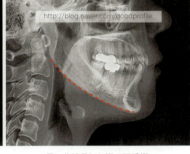

一般のエラ削り手術の骨切り　　　　　長い曲線骨切り術で再手術

骨の手術が成功した後、ダウンタイムを過ぎて腫れが引いたのに正面効果が不充分だった場合、次は咬筋と脂肪を疑わなければなりません。

他の人より厚く発達していたり分布したりしていないかです。しかし、これもまた術前検査を通じて把握したり、手術時に口腔内切開を通して骨の手術と同時に除去が可能です。

咬筋が過度に発達していなくても確実な正面効果を求める方は、むしろ顎の手術の時に咬筋切除術を一緒に希望することもあります。実際に骨の手術と咬筋切除術、脂肪除去術が一緒に行われる場合にはシナジー効果を発揮し、手術の満足度が

高いです。

　私たちの顔は立体です。手術後、横顔だけスリムに見えることを望む患者がいるでしょうか？　顔面輪郭手術を受ける患者は手術に対する恐怖感から、或いは手術後に生じる副作用のせいで、または高い手術費用のせいで数百回、数万回悩んで病院に来ます。このような患者の気持ちを知っているなら、医師たちも一度の手術で患者が満足できるだけの結果を見せなければならないと思います。

3章

皮質骨骨切り術後感覚がありません

　　エラ削り手術の副作用の内、最も残念な事例は神経が切断されたケースです。顎の周りには大小の神経が通っており、狭い口内で手術するため決して簡単な手術ではありませんが、神経が切断されて顔面の感覚がなくなることは理解できない副作用です。

　他病院でエラ削り手術をした後に感覚異常で来院した患者の状態を調べると、手術方法も理解できませんでした。患者の顎は長い曲線エラ削り手術をせず、ただ皮質骨骨切り術だけをした状態でした。皮質骨骨切り術は、正面から見た時によりもっとスリムに見せる効果を与えるためにエラの外側の表面を薄く削ぐように削る施術です。皮質骨骨切り術だけではエラは消えません。

　そのため、効果を出すために神経を全く考慮せず皮質骨骨切

り術を行い、過度に下歯槽神経まで切り取ってしまったのです。

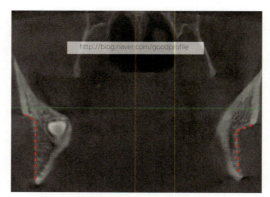

過度な皮質骨骨切りで神経線が切られた患者のCT写真

　実際の患者のCT写真です。点線で表示された部分に線が1本見えますが、そこが神経線です。皮質骨骨切りをしながら、まさにこの神経線を含めて骨切りをした姿です。皮質骨骨切りによって神経線が痕跡もなく切り取られました。当然神経が切断・損傷され、患者は下顎に感覚が全くない状態です。

　この患者程神経が完全に切断されるのは極めて珍しいことですが、一般的なエラ削り手術の中でも皮質骨骨切りを過度に行うと、神経損傷をもたらす恐れがあります。

　皮質側から神経の深さについては様々な論文で言及されています。しかし、見過ごしてはならないことは、全ての患者が一定ではないということです。人によってかなり違うので、そのよう

なレポートは意味がないと思った方がいいでしょう。私が何千回も骨の手術をしながら経験したあるケースでは、神経が皮質骨の中に入っていることもありました。

尖ったVラインの顎が流行している昨今では、エラ削り手術の際によりスリムに、より小さく手術しようとする傾向があります。そのため、皮質骨骨切り術もエラ削り手術の際に必ずしなければならない一つの過程として定着しました。

手術の効果を最大化するのはいいですが、皮質骨骨切り術の副作用を避けて安全に行うためには、神経損傷の可能性を考えて慎重に施行しなければなりません。

また、神経を避けて手術できる特殊な装備があるので、のこぎりやのみを利用して切ることは絶対にあってはなりません。

4章

頬骨手術後 頬のたるみは どうしたらいいですか?

　頬骨縮小術を受けるためにカウンセリングに来た患者たちが最も多く質問し心配する副作用が「頬のたるみ」です。患者の中には頬骨縮小術を受けると100%頬がたるむので「副作用のない頬骨手術はない」と言う人もおり、最近は頬骨手術後に頬のたるみを防止するために手術とリフティングを一緒にしたプログラムもあるかと尋ねられる方が多いです。

　前の部分で言及した恐ろしい副作用に比べれば、ある人は「顔が小さくなるのに、頬がたるむことが何の問題なんだ」と思うかもしれません。

　年を取ると顔をはじめ、体や肌も下に徐々に垂れてしまいます。特に顔全体でかなり多くの部位を占めている頬が下に垂れると、老化が早く進んだようにとても老けて見え、女性たちにと

って頬のたるみは増えるお腹の贅肉程怖いものです。

　頬骨手術後に頬のたるみが生じる原因は、私は大きく二つあると見ます。

　1つ目は「major頬のたるみ」ですが、頬骨縮小術の際に頬骨がきちんと固定されず、頬骨が広がったり垂れたりしながらくっついている肉まで垂れる、それこそ患者が訴える副作用、本当の頬のたるみです。

　これは頬骨手術中にきちんと固定すれば起こりません。私も頬骨手術をたくさんしていますが、このような頬のたるみでクレームをつけた患者は思い出せません。もちろん固定は当然のことですが、頬のたるみ防止のための私だけの固定方法もあり、経験豊富な院長たち全員は各自のノウハウを持っていると思います。

　2つ目は「minor頬のたるみ」です。骨が小さくなった後に残った肉が垂れることです。これは私がいくら手術が上手できちんと固定しても生じるしかない部分です。ただし、幸いこの頬のたるみは私が「minor」と呼んでいるように、他人はほとんど気づかない程の細かい頬のたるみだと言えます。

　目立たないとは言いますが、人によって受け止める度合いが違うため、患者の立場ではminor頬のたるみも時には気になることがあります。

Minor頬のたるみは残った肉による頬のたるみなので、頬骨手術をもう一度受ける必要はありません。Minor頬のたるみが気になるなら、レーザー脂肪吸入とタイトニングを同時に行うことができる施術を簡単に受ければいいのです。昔はア****レーザーというレーザーを利用した脂肪吸入機能があるだけの機械が使われていましたが、最近はレーザー脂肪吸入機能に残った皮膚をタイトニングさせるタイトニングレーザーも開発され、当院をはじめ様々な病院で施術されているので、頬のたるみの心配をせず頬骨手術を受けてください。

　しかし、Major頬のたるみは根本的な問題が手術にあるため、顔面輪郭手術をもう一度受けなければなりません。頬骨縮小術の副作用である頬骨手術後のmajor頬のたるみの症状が出た3D-CT写真をお見せします。

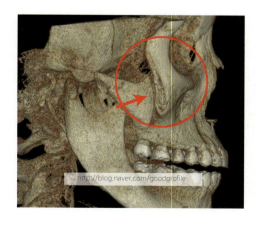

上の患者は他病院でクイック頬骨手術を受けました。頬骨の骨切り後に固定をせず、咬筋の作用によって頬骨が下へ垂れて肉まで一緒に垂れる、所謂「頬のたるみ」が酷く現れたケースです。

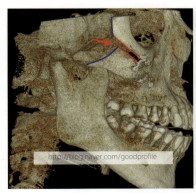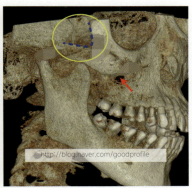

頬のたるみによる頬骨再手術の前後

　再手術で頬骨部位をきちんと固定しました。下に垂れていた頬骨が上がり、固定がきちんとされている姿です。
　次は私がいつもカウンセリング時に頬のたるみの原理を説明するためにお見せするイメージです。

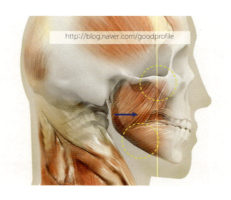

　噛む筋肉、つまり咬筋がエラと頬骨の間についているため、食事を摂取したり噛むたびにこの咬筋が収縮し、収縮する過程で頬骨を引っ張ったり引き上げたりするしかないのです。そのため、必ず頬骨手術の際は固定をしっかりしなければ頬骨手術後の頬のたるみを予防することができないのです。

　頬骨縮小術やエラ削り手術の後に包帯やフェイスバンドを長期間すると、頬のたるみが予防できると思っている方もいます。しかし、これは証明された事実もなく、頬のたるみは手術がきちんとされてこそ解決できることであり、包帯やフェイスバンドでは解決できません。

　先日、他病院で頬骨縮小術を受けた方が、手術から1週間後に当院を訪ねて来て泣きながらお話しをされたことがありました。その方は1週間包帯をぐるぐる巻いていましたが、とても

不便で苦しんでいた状態でした。

　頬骨手術後、簡単なフェイスバンドでもなく、どうしてまだ包帯を巻いているのかと聞くと、手術した病院で長く巻く程いいと言われたそうです。

　当院では大げさに包帯もせず簡単なフェイスバンドだけ3日程お勧めしています。理由は、手術後の腫れは3日目まで腫れ続けます。この時期にフェイスバンドで圧迫することである程度腫れを予防する効果があり、また頬骨アーチの骨切り部位から微細出血などが起こり得るため、圧迫することでこれを予防しようという趣旨です。

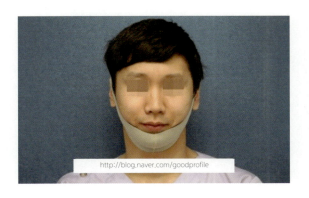

　当院では3日後にはフェイスバンドさえ着用しません。手術後3日目から腫れが引き始めると、日々見間違える程に急速に引いていきます。しかし、圧迫包帯やフェイスバンドをしていると、

腫れが引くのを邪魔します。
　従って、頬骨縮小術やエラ削り手術のような輪郭手術の後には、必ず3日程フェイスバンドを着用することで回復も早く、腫れも早く引きます。

5章
クイック顔面輪郭手術の副作用

　韓国人の持つ特徴の一つが「早く早く」ですよね。勤勉で素早い行動により、韓国人は世界で最も勤勉で真面目な民族に選ばれたりもします。朝鮮戦争後、灰の山の中で急速に築き上げた経済成長と発展、そして速いインターネットなどは、韓国人特有の早く早く文化が誇らしくなる瞬間でもあります。

　だからでしょうか。美容整形手術も「早く早く手術」ができました。よく知られている「クイック」という名前がついた手術です。「クイック二重瞼」、「クイック頬骨」、「クイック顔面輪郭」など。早い手術時間と早い回復、安い価格という広告のキャッチコピーが人気を集め、当院にも問い合わせが絶えないのが「クイック顔面輪郭」です。

　私が形成外科専門医を取得して顔面輪郭手術や両顎手術など顔の骨の手術をきちんと専攻するために、国内の病院だけでなく海外研修までして数千例の顔の骨の手術を執刀しまし

た。そして韓国に帰って来て初めて聞いた顔面輪郭手術があるのですが、それがまさにクイック顔面輪郭手術です。

クイック顔面輪郭が何なのかを知るために各病院のホームページも見て、勉強会にも出席してみて、クイック顔面輪郭というのが「こういうもの」だと知りました。

結論から言いますと、私や私の家族であれば、所謂クイック顔面輪郭という種類の手術は受けさせないと思います。もちろん私もしないでしょうが。

既にもう何年か経ちました。ある女性患者が来て、頬骨手術のカウンセリングをしました。とても綺麗な患者だったので、今でも鮮明に覚えています。実は綺麗な顔のせいだけではありません。頬骨手術がうまく終わり、回復まで終えた後に彼女が残した強烈な一言のせいです。彼女の義兄は駅三駅の近くの「クイック頬骨手術」で有名な美容外科の院長でした。私もよく知っている美容外科です。

そのため、なぜ義兄にしてもらわず私のところに来たのかと尋ねると 彼女曰く、

「義兄に頬骨手術について聞いたら、チェボンギュン院長のところに行って受けるように言われました」

自分の家族にできない手術を他の患者にしてもいいのでし

ょうか？

　クイック顔面輪郭手術というのは、特別な方法の特殊な手術を指す言葉ではありません。正常な顔面輪郭手術を行うには医師の立場からも患者の立場からも負担になる時、いくつかの過程を省略して略式でする全ての顔面輪郭手術をクイック顔面輪郭手術と呼びます。

　例えば、「クイック頬骨手術」、「耳後部エラ削り」、「ミニ両顎手術」のような略式の顔面輪郭手術がクイック顔面輪郭に含まれます。

　クイック顔面輪郭の一種であるクイック頬骨手術を受けた患者の頬骨写真をお見せしましょう。

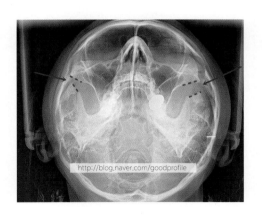

　赤色線で表示された分が離れていて骨が下へと垂れています。クイック顔面輪郭の副作用の一つである頬のたるみです。

私が他病院で行っているこのようなクイック顔面輪郭手術について評価する立場ではありません。

　ただ、私がいつも強調する「原則を守る手術」が重要だということは、必ずお伝えしたいです。原則を守った手術は長い期間、各国の医師や学者たちによって検証された手術です。美容手術ですが、手術によって美容的な面だけでなく生理学的な、機能的な問題まで生じてはならないからです。

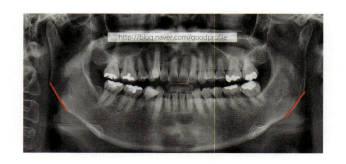

　クイック顔面輪郭の一種である耳後部エラ削り手術で左右の角だけ切ったケースです。

　赤色線で表示された部分が切られた断面です。正面効果は全くなく、それこそ先だけ切りました。この方は当院で再手術を受けました。

　それでは、果たしてこのような略式のクイック顔面輪郭手術が長期間検証された原則的な顔面輪郭手術に比べてメリット

があるのでしょうか？ 強いてメリットを挙げるなら、早い手術時間程度だと思います。

しかし、私の場合は原則的な方法で手術をしても、エラ削り手術は30〜40分、頬骨手術は30〜40分、オトガイ形成術は15〜20分で全ての手術過程が終わります。

回復面ではどうでしょうか？ 原則を守って手術をする場合、骨を切るためには骨を囲んでいる骨膜を含む軟部組織を全て剥離して持ち上げ、骨だけを残して骨切りすることになります。

しかし、クイック顔面輪郭手術の場合は剥離をほとんどせずに骨切りして軟部組織に傷がつき、これによって血がたくさん出てあざが酷くなり、腫れもその分より酷くなります。つまり、クイック顔面輪郭手術は一般的な輪郭手術に比べて回復期間がより長くなるということです。

手術時間や回復速度も問題ですが、最も重要なことは私たちの体の解剖学的、生理学的に正常な範囲内で手術が行われなければならないということです。例えば、頬骨手術の際に固定をしない場合、頬骨が下がるだけでなく、頬骨が内側に入って側頭筋を押して口を開けることもできなかったり、口を開けるたびに痛みを感じたりという言葉に表しきれない残念なことが起こる可能性があります。

次は他病院でクイック頬骨手術を受けて口を開けることができず、私のところを訪ねて来た患者の写真です。頬骨が内側に押されて入っています。この部位は骨が主に見えるCT上では空間が空いていますが、実際は口を開けて閉じる時に使う側頭筋という筋肉がある部位です。

　この側頭筋が中に押された頬骨によって押され、口を開けることができず緊急再手術を受けました。

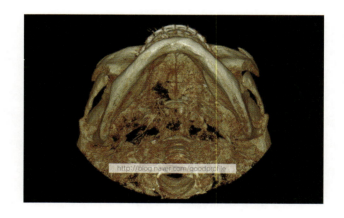

　さあ、ではクイック顔面輪郭手術と原則を守って長い間検証された顔面輪郭手術の内、どちらの手術を受けられますか？

　一生自分を表す大切な顔ですが、せいぜい手術時間数十分、回復期間を数日繰り上げるために効果のない手術、副作用の多い手術、再手術を招く手術を選ばれますか？

6章
オトガイ形成術後
梅干しシワができました

　最近オトガイ形成術が増えるにつれ、手術の副作用に関する問い合わせも多くなりました。病院のホームページのカウンセリング掲示板や私のブログにも時折上がっている質問の中でも、オトガイ形成術後に副作用である「顎先にシワができた」という内容です。

　「梅干しシワ」、「桃の種シワ」、「砂利顎」などと呼ばれ、梅干しの種の表面にシワがあるように、下顎にシワができる現象を指します。

　オトガイ形成術後にできる顎先のシワは「Mentails muscle」というオトガイ筋によって生じるものです。この筋肉は下顎の前歯のすぐ下の顎骨から顎先の皮膚に繋がる筋肉です。私たちが下唇に力を入れた時に顎先に凸凹のシワを作る筋肉です。では、オトガイ形成術後になぜこんな問題が起きるのでし

ょうか？

　オトガイ形成術をするには、下顎の前歯のすぐ内側を切開して骨まで剥離しますが、その過程で「Mentails muscle」を切断することになります。しかし、手術が終わった後にこの切断された筋肉を元通りにきちんと繋げなければならないのですが、この過程で問題が生じると梅干しシワができたり溝ができたりします。

　では、このようにオトガイ形成術の副作用である顎先にシワができた時はどうすればいいのでしょうか？　方法は二つあります。

　1つ目は再手術でオトガイ筋を再度きちんと配列する方法です。局所麻酔で行う簡単な手術です。しかし、口腔内で切開するので手術後は飲食物の摂取に注意して口腔衛生に気を使わなければならないなど、しばらくの間は気をつけなければなりません。私は顎先のシワの程度が酷い場合に使用する方法です。

　2つ目の方法は、ボトックスで簡単に解決できます。顎先のシワの程度が酷くなく、再手術を望まない場合に使用しています。

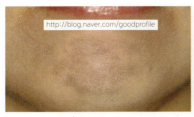 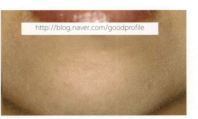

オトガイ形成術後に梅干しシワができた顎(左)/ボトックスでシワを伸ばした顎(右)

　オトガイ形成術後、副作用の顎先のシワの程度が酷くなかったため、ボトックスで治療したケースの写真です。化粧をしている状態なので写真上ではシワはそれ程目立っていませんが、実際にはシワが目に見えて分かり、何よりも顎の周辺が不自然で患者がとてもストレスを受けていました。

　次はオトガイ形成術後に副作用である顎先のシワと窪んだ部分が酷かったため、手術的な方法で筋肉を再配置したケースです。

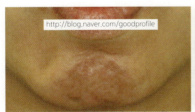 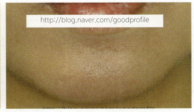

オトガイ形成術後に梅干しシワができた顎(左)/再手術でシワを伸ばした顎(右)

　この患者は顎先に全く力を入れていない状態でも顎先のシワが酷く歪んでいます。顎先にはシワだけでなく、シワと唇の間

に横に長く溝もできています。

　他病院でオトガイ形成術を受けた際にオトガイ筋がきちんと縫合されず、顎先に酷い梅干しシワができました。問題点を患者に説明し、これからオトガイ筋再配置手術を受けなければならないと話しました。ところが、初手術を受けた病院で手術をした院長が「本来オトガイ形成術の際には筋肉は縫合しなくてもいい」と言ったそうです。患者はしばらく混乱していましたが、快く私を信じてオトガイ筋再配置手術を決心されました。

　オトガイ筋を再び開いて再配置手術をしました。手術部位は狭いですが、手術は決して簡単ではありません。恐らく初手術後にシワができたのも、医師が手術中に筋肉と他の肉との区別がつかず、困難を強いられたからだと思います。初手術の際も筋肉を区別するのは簡単ではありませんが、再手術は初手術によって全ての肉が癒着して絡んでいるため、区分はさらに難しいでしょう。多くの経験が必要な部分です。簡単な手術ではありませんでしたが、手術後に綺麗にシワが伸びて溝がなくなり、患者も非常に満足したケースです。

　オトガイ形成術後に生じる副作用の顎先のシワはできた後の治療も重要ですが、できる前にオトガイ形成の際に筋肉をきちんと再配置して縫合することが何より重要です。

　しかし、問題は画像上ではオトガイ筋がよく見えますが、実

際に手術室に入って口腔内粘膜切開をしてみると血に染まるため、筋肉なのか違う軟部組織なのか区別がつかないということです。そのため経験が重要なのです。

4部
失敗のない
顔の骨の手術

1章
病院に幽霊が住んでいる

「先生が直接手術しますか?」

大型美容形成外科の「シャドードクター」が社会問題になり、カウンセリングの際に患者によく聞かれる質問です。

よく美容形成外科の医師の中には「ペイドクター」または「シャドードクター」と呼ばれる人がいます。ペイドクターとは、開業せずに給料を貰いながら仕事をしている奉職のことです。よく社会的に問題になるのはペイドクターではなくシャドードクター、所謂「幽霊医師」です。もちろん「シャドードクター」は全員ペイドクターに属します。しかし、だからと言って全てのペイドクターがシャドードクターではないので、混同しないでください。

シャドードクター、すなわち幽霊医師はカウンセリングをした医師の代わりに入って来て、それこそ影のように、幽霊のように手術をする医師のことを言います。つまり、カウンセリングは有名な美容形成外科の代表院長がして、その人が手術をくれ

ると思っていたのに、実際には全身麻酔状態になると他の医師が入って来て手術を行うのです。このようなシャドードクターたちは形成外科専門医でないこともありますが、専門医の場合も多いです。それでは、形成外科専門医なのになぜ問題になるのでしょうか？

> 誇大広告に騙されず、シャドー手術の被害に合わないでください!!
>
> 手術について全ての責任を持って、手術結果に対する約束を果たさなくてはならない執刀医ではなく、正体不明の人(医師でない場合も多数有り)が患者と保護者を騙したまま、手術を施行する危険な犯罪行為を「シャドー手術」と言います。「シャドー手術」は2008年度以降、広告を通じて病院を大型化させた、多数の医師を雇用した数々の大型形成外科で行われていますが、何と10万余名以上がシャドー手術の被害を受け、シャドー手術の実態を隠すために、不必要な静脈、全身麻酔状態にされた患者達は危険な状況と生命の脅威までに陥る副作用が生じても、大型病院を相手に勝つことができない戦いを放棄したことが分かりました。
> 過去4月10日「大韓形成外科医師会」では「G形成外科の医療事故とシャドー手術」について記者会見を行いました。しかし、現在でも度が過ぎた金額を広告費に当てて、人件費を節約し、利益を最大化させようとする病院の間では、根絶せずに残っていることと把握されております。美容整形手術の完成度高い結果は、全て長期間の修練を通じて手術ノウハウが蓄積された形成外科専門医が、患者の状態について基本的であり、綿密な診察をし、手術計画を立て、施行することで導くことができるという点を患者達も知らなくてはなりません。
> 「大韓形成外科医師会」では「シャドー手術を患者の生命と安全を直接的に脅かす癌細胞」と断定し、社会が「シャドー手術」という癌細胞から治癒される時まで監視を徹底的に行い、根絶法案を各界各層の指導層と協議し、補強立法にも参加すると明らかにしました。

大韓美容形成外科医師会が発表したシャドードクター幽霊医師撲滅の発表内容です。

法的な問題はさておき、形成外科専門医にもかかわらず問題になる理由は1つ目は形成外科医と患者間の基本的な信頼に反するからです。患者はカウンセリングをした医師を信じて手術台に横たわります。また、カウンセリングした医師が自分を一段階アップグレードしてくれるだろうという希望を持って全身

麻酔を受けます。しかし、全身麻酔状態の間に他の医師が手術をしたと考えると、その病院と医師を信頼することができるでしょうか？

2つ目は、担当の主治医ではないため、果たして最善を尽くして医師としての責任を果たすことができるのか？です。シャドードクターの立場では、手術を受ける患者が代表院長の患者だという認識があるかもしれません。美容整形手術後に発生し得る合併症や副作用の責任もカウンセリングをした代表院長にあるため、患者に対する責任感が少ない可能性があります。

3つ目は、美容整形手術がうまくいっても、患者が望んだ通りの結果が出ません。時折再手術のカウンセリングをしに来た患者を見ると、望んでいたものとは反対の結果が出たという方もいます。

カウンセリングはこの院長がしたのに、手術はあの院長がしたので当然の結果でしょう。特に、美容整形手術は疾病を治療する手術ではなく、患者のコンプレックスを解決しようとする手術であるため、所謂患者のニーズ (Needs)に合わせなければなりませんが、コンプレックスを聞いた医師ではない他の医師が手術をする場合、患者が要求していたコンプレックスや正確な手術ポイントなどを見落とす可能性があります。

私はカウンセリングから手術はもちろん、手術後の治療ま

で直接します。手術時にも切開から縫合まで、治療も直接します。抜糸までします。

　もちろん看護師も優秀ですが、手術を執刀した医師が直接見てこそ手術結果を判断することができ、万が一起こるかも知れない副作用や合併症などを早期に発見して早く治療することができるからです。もちろん誰にも任すことができず、私が自分で直接しなければ気が済まない性格のせいでもあります。

　ある患者が他病院で顔面輪郭手術を受け、10日後に当院を訪ねて来ました。「手術を受けてまだ10日なのに、なぜ私を訪ねて来たのか」と聞くと、手術を受けた病院では、手術後6ヶ月が経たないと手術を執刀した院長に会うことができないそうです。

　そのため私に手術結果を点検してもらうために来たのです。「では治療は誰がするのか」と聞くと、治療も看護師が全部するそうです。

　私は腹が立って患者に一言言いました。

　「数万ウォンの電化製品を購入して故障しても、大企業のASセンターに電話してその日に直接見てくれと大騒ぎするくせに、どうして数百万ウォン、もしくは1千万ウォンを超えるお金を出して手術した医師の顔さえ見ることができないような待遇を受けなくてはいけないのですか？　堂々と病院に要求してください！」

幽霊医師に限らず危険な医師は、まさに実力が足りない医師です。

もちろんまだ未熟な私の立場でこんなことを話すのはとても慎重になります。患者の立場で自分の顔を任せることができる実力ある医師を見つけることは、決して簡単なことではないと思います。患者が医師について情報を得る方法は、TVやマスコミに出演して有名になったり、インターネット上で広告やコミュニティのレビューから間接情報を得たりする方法などがあります。

最高の美容整形手術と呼ばれる両顎手術を例に挙げて衝撃的な話を一つするなら、韓国には両顎手術専門修練病院がありません。

両顎手術は『メイクオーバーショー』でも欠かせない手術であり、両顎手術を受けた芸能人も多いです。両顎専門医師としてTVに登場し、広告もします。両顎手術は顔の骨の手術の中で最も大きな手術の一つであり、両顎手術の副作用は患者の命と直結する程重要な問題であるにもかかわらず、両顎手術専門修練病院は国内にありません。

ほとんどレジデント時代に教授が両顎手術をするのを何度か見て医療業界に出て手術をしたり、海外にある専門病院で一時、1、2ヶ月立ち寄り、それこそ参観だけをして、実際に個

人的に全体の手術過程を初めて執刀するのは、開院してから一人で行う場合が多いです。両顎手術のブームが起った後、数多くの両顎手術による死亡事故と副作用が相次いで発生したのは、まさにこのせいです。

顔面輪郭手術も同じです。顔面輪郭手術の需要も次第に増加して、この病院やあの病院問わず顔面輪郭センターをオープンし、顔面輪郭専門医という名称を使って広告もしています。

実は、私も顔面輪郭を専門にしていますが、顔面輪郭という細部専門医制度があるわけではありません。顔面輪郭は形成外科の一分野です。ただし、専門医の資格を取得した後にこの分野でさらに専門的な研修を受けるのです。

私の場合は専門医の資格取得後、セブランス病院で頭蓋顔面分野に重点を置いて専任医として1年間活動し、その後台湾にある両顎手術の聖地と呼ばれる長庚記念病院で1年間教授職である正規専任医(International Fellowship)として数多くの両顎手術及び顔面輪郭手術を行ってきました。

これを土台に韓国に戻り、両顎手術とセットバック手術を含めた顎矯正手術と顔面輪郭手術のみを重点的に診療しています。目と鼻の手術はもうできません。

このように顔面輪郭専門医という特別な認証がないため、必ず形成外科専門医の取得後にどの骨の専門病院でどれ程の

期間専門的な研修を受けたのか、手術経験はどの程度なのか、必ず調べることが重要だと思います。専門医の資格証は、試験さえ合格すれば全ての形成外科レジデントたちに付与されるからです。

　外国の場合、両顎手術や顔面輪郭手術は非常に特殊な分野と認識されており、形成外科専門医の取得後に長庚記念病院のような骨の専門病院で数年間修練を受けなければ執刀できない手術です。 誰でもできるものではありません。

　私には海外研修時代に親しく過ごした友人が何人かいます。 この本の推薦文を書いてくれたオーストラリアの形成外科医で私の親友のRaymond、イタリアの形成外科医のFrancesco、マレーシアの形成外科医のLeowをはじめ、日本、タイ、中国などに住んでいる友人が1年に1回程集まります。その時は形成外科手術の事故の話は欠かせません。

　私は韓国では美容整形手術を受けて1年に1人は亡くなると話します。すると、その友人たちは必ず聞き返します。

　「脂肪吸入だろう?」致命的な脂肪塞栓症のことです。

　「いや、両顎手術を受けて死亡する。残念なことだ」

　私が答えると友人たちは反問します。

　「形成外科専門医の資格を取得しても骨の専門病院で数年

間研修を受けてベテランクラスになってからこそ両顎手術ができるのに、なぜ死亡事故が起こるんだ？」

　これについて韓国の現実を話すと、外国人の友人は「Unbelievable」だと言って信じません。

　医療陣が専門医かどうかや経歴を判断する際、診療室の壁にかかった所謂証明書（Certificate）と呼ばれる証書を見ても良いですが、これを見る時も内容や期間をよく見なければなりません。単に参加して得た証明書なのか、それとも実際に手術などを参観して修練を受けた証明書なのかを知るべきです。

　ほとんどが証書であるため判断が容易ではありませんが、一旦は研修期間だけでも確認してみてください。単に2〜3日、或いは1〜2ヶ月行って来て貰った証明書は事実上あまり意味がありませんが、外から見る分にはかなりそれらしくかっこよく見えるからです。それ以外にどの学校を卒業して、どの大学病院で専攻医研修を受けたのか、どの病院で専任医の時期を過ごしたのかも重要なので、きちんと見なければなりません。大きな手術、特に両顎手術のケースが少ないため、専攻医や専任医の修練期間中に両顎手術をほとんど見ることができず卒業する学校や病院も多いです。

　今年の2月頃だったでしょうか？韓国の4大医科大学を卒業して5大大型病院で形成外科の研修を終えた専門医が、当院

に私が執刀する顔の骨の手術を参観しに来ました。見劣りしない大きい病院で修練を受けたのに、両顎手術を一度も見たことがないとのことです。これが現実です。

　両顎専門医、顔面輪郭専門医という制度や証明書がないことを知っていただき、TVやインターネット、広告よりは医師の経歴を綿密に調べて熟考し、手術を受ける病院や医師を選択してください。

2章

死亡事故を防ぐ
顔の骨の病院の条件

「○○病院で両顎手術患者が死んだそうです。
だからここに来ました」

　実は、両顎手術を専門として専攻するために私が台湾の長庚記念病院に研修に行った時は、韓国で両顎手術を知っている一般人はほとんどいませんでした。しかし1年後戻ってくると、全国民が知る、それこそ二重瞼手術のような一般的な美容整形手術になっていました。国民たちはドラマチックな容姿の変化に熱狂し、医師たちは誰でも構わず手術をしていました。

　さらにはセットバック手術を参観すらしたことのない医師が、私がスターバックスで1時間話した説明だけを聞いてセットバック手術をするかと思えば、両顎手術を一度もしたことのない人がインターネット上で両顎専門医になっているので、苦笑してしまいました。

両顎手術が絶対に必要な患者には、両顎手術程ドラマチックな手術はないでしょう。しかし、最近の両顎手術の傾向を見ると、過度な広告による患者の誤った期待心も多いようで気分が良くはありません。

　全国の美容形成外科は約1300軒。その内江南だけに全国の形成外科医の35%、ソウル全体の形成外科医の70%が集まっています。美容形成外科が密集している江南駅や新沙駅などを歩いてみると、一つの建物に2～3軒の美容形成外科があることも珍しくありません。

　このように競争が熾烈なため、広告とマーケティングで顧客の目に止まらないと生き残れないのです。私も病院を運営しているので、マーケティングをおざなりにすることはできません。

　しかし、問題は本質を無視してマーケティングと広告だけで包装された病院です。基本的な安全設備も備えておらず、手術の実力は良くないにもかかわらず、もっともらしく包装して患者を惑わしているのです。

　安全な顔の骨の専門病院の条件を、医師と病院システムの2つの側面から説明します。

　まず医療陣の場合、先程お話しした経歴及び経験をきちんと確認することは必須であり、これを基に臨床的に全ての顔の骨の手術に精通し、専門性を備えていなければなりません。

つまり、最も簡単なプロテーゼを利用した手術からエラ削り手術、頬骨手術のような顔面輪郭手術、そして両顎手術まで全てできなければなりません。そうでなければ、患者ごとに異なる顔を正確に診断し、患者に合う手術を勧めることはできません。

研究部分もチェックしなければなりません。その指標はまさに論文です。国際学術誌、つまりSCI級論文なら、それ以上言及する必要はないでしょう。また、論文の内容もチェックしなければなりません。顔面輪郭専門医といっても、論文の内容が傷跡治療や皮膚移植、毛髪移植のように顔面輪郭手術と全く関連のない論文なら無駄です。必ず顔面輪郭手術または両顎手術に関する内容の論文でなければなりません。

病院システムも重要です。特に美容整形手術の内、手術時間が長くて回復も時間がかかる顔面輪郭や両顎手術を考慮しているなら、病院の安全システムをしっかりチェックしなければなりません。ニュースで見るように両顎や顔面輪郭事故は死亡まで繋がる可能性があります。一次的には手術を執刀する医師の問題でしょうが、病院の安全システムの不在がさらに大きな副作用を生み、さらには死亡にまで繋がってしまいます。

家族や知人が大学病院で手術を受けた経験があるなら、手術は終わったのに病室に出て来ず、手術室の入口に回復中と

書かれているものを見たことがあるはずです。つまり、手術が終わってすぐに麻酔から回復するわけではないため、麻酔が完全に覚めるまで完璧に統制できる回復室が必要です。

手術後の麻酔回復室が必須だということです。また、両顎手術の場合は集中管理室での集中治療と管理が必要です。その他には応急処置に必要な薬物や装備及び停電に備えた自家発電システムなどは必ず備えていなければならない基本施設です。

もう一つは、病院を評価する時に1つ2つの副作用があったという事実だけで病院の実力を判断してはいけません。どんなに立派な医師が手術をしても、どんなにうまくても副作用が完全にないことはありません。

広告やマスコミに出てくる有名な人たちも、副作用を避けることはできません。その代わり、万が一にでも起こり得る副作用でも手術前に患者に説明をしなければならず、もしどんな副作用でも生じた時は、解決できる、対処できる方法を執刀医が知っていなければなりません。

手術前に何の説明もなしに絶対に良くなる話だけをしたり、経験や対策もなく手術してから副作用が続出してその対処もまともにできない病院なら、問題がある病院です。

しかし、インターネット上にある1つ2つの「悪意のある書き

込み」で病院や医師を判断しないでください。実際、カウンセリングをしていると「〇〇病院で良くないことがあった」から、当院を訪れたという方もたくさんいらっしゃいます。

　そんなことを言われると、私も冷や汗が出ます。もちろん、私を知って訪ねて来てくださったのはありがたいですが、私もその状況になるかもしれないからです。時折ライバル病院が故意に悪質のある書き込みをすることもあるそうです。

　このように手術する医師の資質と病院システムをしっかりとチェックして手術を受けるなら、患者が心配する副作用や事故は起きないでしょう。

3章
原則で手術せよ

「先生だけの手術方法に
固執しているのではないですか?」

　ある患者から私のブログのコメント欄で質問を受けました。長い間ブログに両顎手術と顔面輪郭手術の原則的な方法の重要性について掲載してきて、原則を守らない手術をした時に現われる副作用について伝えてきたため、このような質問を受けました。「先生も先生の方法だけに固執しているんですよね?先生が固執する手術方法が確実な方法じゃなかったらどうするんですか? 多様な手術方法があるので、失礼ですが私にはとても大事なことなのでお聞きしました」

　顔面輪郭であれ両顎手術であれ、私のブログに記述した内容の内、私だけの手術方法は一つもありません。私だけの手術方法だから私の本やブログでその手術方法が正しいと言っているのではなく、正しい方法であり検証された方法だけをお伝

えしているのです。エラ削り手術や頬骨縮小術、またはオトガイ形成術のような顔面輪郭であれ、両顎やセットバック手術のような顎矯正手術であれ、私だけの方法ではなく長い間検証された教科書に載っている方法です。

私も今新しい手術方法をいくつか研究しています。このような手術方法は、開発されると私がいつも強調している名望ある国際学術誌（SCI級ジャーナル）に発表し、全世界の形成外科医たちに判断してもらって実行できることになります。もちろんこのようなSCI級ジャーナルに発表されたからといって、全て検証された正しい手術方法ではありません。新しい手術方法による副作用や他の部分についても、数年間にわたって充分な論議が行われてはじめて適用できることになります。

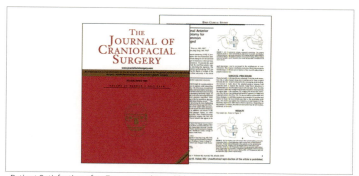

- Patient Satisfaction after Zygoma and Mandible reduction surgery: An Outcome Assessment *[Journal of Plastic, Reconstructive & Aesthetic Surgery 63(8): 1260, 2010]*
- The Influence of Reduction Mandibuloplasty History on the Incidence of Inferior Alveolar Nerve Injury during Sagittal Split Osteotomy
  [Journal of Plastic, Reconstructive & Aesthetic Surgery 131(2): 231, 2013]

これは形成外科学で最も権威のある国際学術誌（SCIジャーナル）です。私もこのジャーナルに2編の骨の手術に関する論文を載せました。

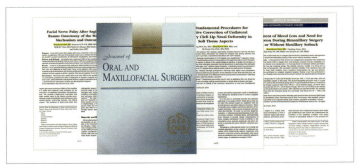

- Facial Nerve Palsy After Sagittal Split Ramus Osteotomy of the Mandible: Mecahnism and Outcomes *[68(7): 1615, 2010]*
- *Seven Fundamental Procedures for Definitive Correction of Unilateral Secondary Cleft*

　次の論文は頭蓋顎顔面外科、すなわち顔の骨の手術の最も権威のある国際学術誌（SCIジャーナル）です。私もこのジャーナルに3編の両顎手術に関連する論文を載せました。

　世界のいかなる分野の実験・開発よりも、手術技術や医薬品の実験開発はより慎重に慎重を重ね、長い期間をかけて確実に検証されなければなりません。なぜなら一つしかない命、私たちの体に適用されるからです。

　もちろん本やブログには原則的に検証された手術方法を掲載しましたが、私の個人的なノウハウはあります。

例えば、両顎手術の際に両顎の副作用である下歯槽神経が傷つかないように骨切りをする方法、両顎手術の際に出血を少なくして輸血しない無輸血両顎手術法、エラ削り手術をする際に長い曲線に骨切りする方法、頬骨縮小術の副作用である頬のたるみが生じないようにする方法、セットバック手術の最大の副作用である過矯正を減らす方法、オトガイ形成術の副作用である歯の損傷、神経損傷をさせない方法など。このようなノウハウは私だけが持つことができ、私だけでなく全ての院長が各々自分だけのノウハウを持っているでしょう。

私が本やブログを通じて伝えたいことは、診断であれ手術であれ、流行を追うよりは原則と基本に忠実でなければならないということです。

先端装備である3D-CTの撮影有無が重要なのではなく、骨の手術で最も基本的なレントゲン検査から行い、きちんと判読し充分に利用できなければならないという話です。

「基本」はなぜ「基本」なのでしょうか？全般的な内容が全て含まれていて、最も根本となる情報を全て持っているからではないでしょうか？

再手術にも原則があります。ある患者は最初の頬骨縮小術を他病院で受け、私のところに再手術の問い合わせをされました。しかし、初手術を受けてからわずか2〜3ヶ月しか経ってい

ない状態でした。

　そのため今は再手術のタイミングではないので、3〜4ヶ月がより経過してからまた来ていただいて、その時に再手術を計画しようとお話しました。そして併せて、他病院へ行くと今すぐにしようという病院が必ずあると思いますが、絶対今しないようにとお願いしました。

　その方は再手術の原則を破り、他病院でその間に再手術を受けました。結果は、また私のところに来て3回目の手術を受けることになりました。ほとんどの病院は、とりあえず患者を逃してはならないと考えます。そのため「手術の原則」よりは「収益の原則」を先に考えるようです。

　原則を守らない再手術は、成功するわけがありません。実際に私が「待ってください」と伝えた患者の中には、他病院でその間に再手術を受けてまた私のところに来て3回目、4回目の手術を受ける患者がたくさんいます。

　私も早く再手術をすれば病院の収入が上がるのに、なぜ「待ってください」と頑固に言うのでしょうか？

　医師にも手術の基本と原則を守る義務があるように、患者様も手術後の最も基本である注意事項の原則を守ってください。一つだけしかない大切なお顔ではないですか。

チェボンギュン院長の
顔面輪郭・両顎手術のお話

2019 年 7 月 8 日　初版発行

著　者　　チェ ボンギュン
定　価　　本体価格 2,000 円+税
発行所　　株式会社　三恵社
　　　　　〒462-0056 愛知県名古屋市北区中丸町 2-24-1
　　　　　TEL 052-915-5211　FAX 052-915-5019
　　　　　URL http://www.sankeisha.com
本書を無断で複写・複製することを禁じます。　乱丁・落丁の場合はお取替えいたします。
ISBN 978-4-86693-098-5 C0047 ¥2000E